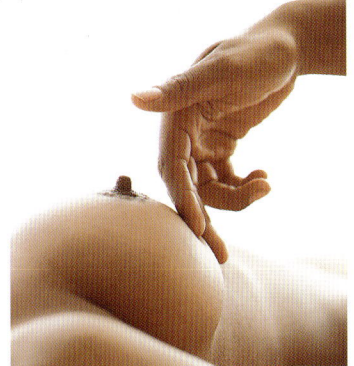

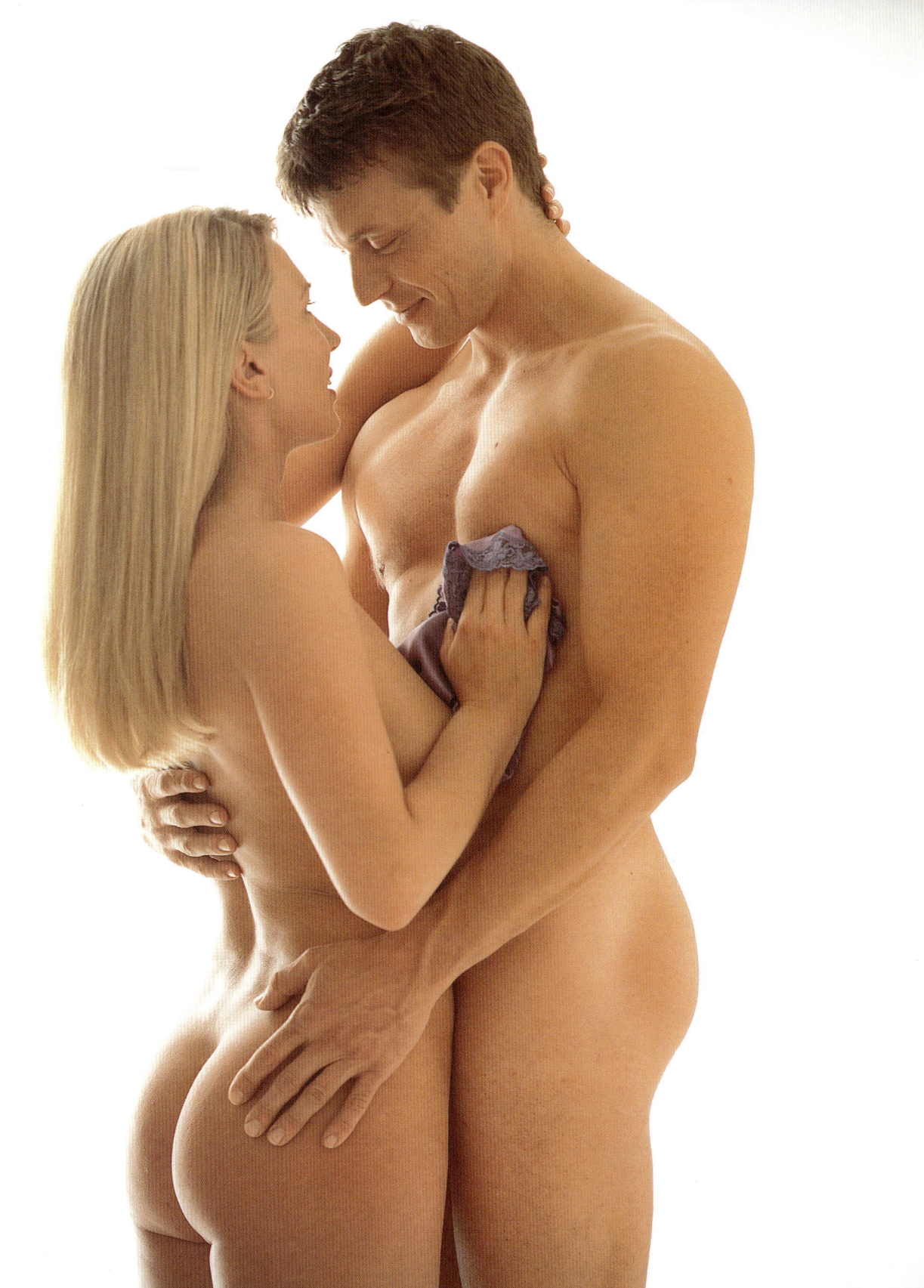

südwest

Dr. Andrew Stanway

EROTISCHE MASSAGE-GEHEIMNISSE

Leidenschaftliche Stunden durch sinnliche Berührungen

ISBN 978-3-517-09261-4

2. Auflage 2018
© der deutschen Erstausgabe: 2006 by Südwest Verlag, einem Unternehmen der
Verlagsgruppe Random House GmbH, Neumarkter Str. 28, 81673 München

Erstveröffentlichung 2002 unter dem Titel »Massage Secrets for Lovers« von Quadrille
Publishing Limited, Alhambra House, 27–31 Charing Cross Road, London WC2H OLS
Copyright © 2002 Quadrille Publishing Limited
Text: © Andrew Stanway 2002
Design and Layout © Quadrille Publishing Limited 2002
Originaltitel: Massage Secrets for Lovers

Übersetzung: Berliner Buchwerkstatt, Martin Rometsch
Redaktion: Berliner Buchwerkstatt, redaktionsbüro drajabs
Gestaltung und Satz: Berliner Buchwerkstatt, Britta Dieterle
Fotos: Jules Selmes
Illustrationen: John Gearey
Umschlaggestaltung: zeichenpool, München, unter Verwendung eines Fotos von
© Corbis/Ephraim Ben-Shimon

Hinweis vom Verlag:
Die Informationen in diesem Buch sind von Autor und Verlag sorgfältig erwogen und
geprüft. Dennoch kann keine Garantie übernommen werden. Eine Haftung des Autors
bzw. des Verlags und seiner Beauftragten für Personen-, Sach- und Vermögensschäden
ist ausgeschlossen.
Haben Sie gesundheitliche oder andere Probleme, sollten Sie einen Arzt konsultieren,
bevor Sie eine der in diesem Buch empfohlenen Praktiken anwenden. Verwenden Sie
kein Massageöl, wenn Sie ein Kondom benutzen, denn das Öl kann Latex beschädigen.
Bedenken Sie auch, dass in vielen Ländern der Erde sexuelle Handlungen in der
Öffentlichkeit gesetzlich verboten sind und mitunter mit sehr harten Strafen (bis hin zu
langjährigen Gefängnisstrafen) geahndet werden.

Printed in Hong Kong

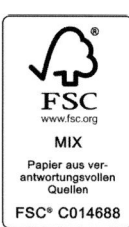

Verlagsgruppe Random House FSC® N001967

Inhalt

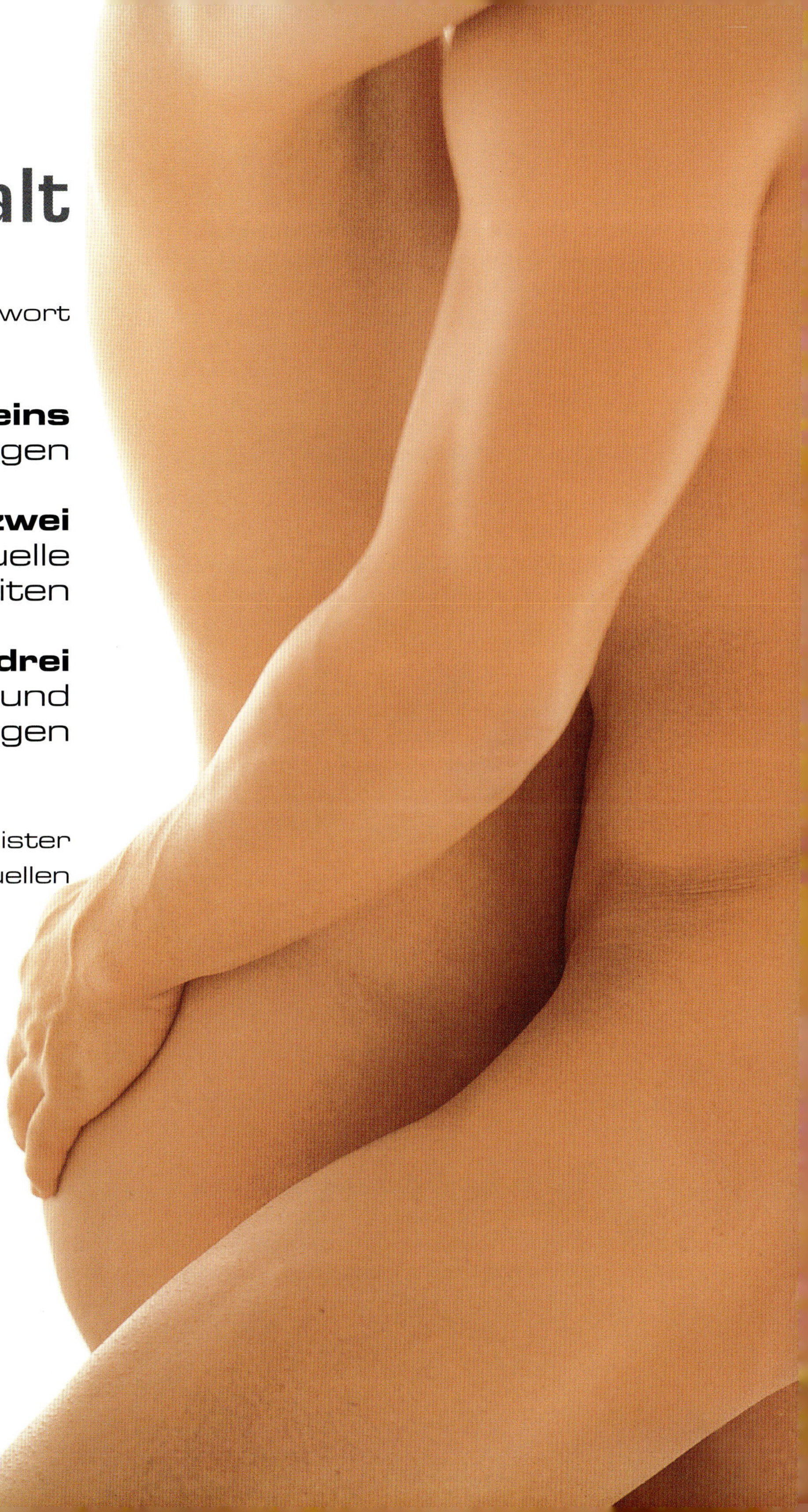

Vorwort

Bei vielen Paaren ist die Massage in der einen oder anderen Form Teil des Liebeslebens. Aber was sie für sinnlich halten – so angenehm es sein mag –, würde sich meist auch als Massage für ein Kind oder sogar für die Oma eignen!

Erotische Massage ist etwas ganz anderes. Sie ist eine Kombination aus Sinnlichkeit, sexueller Erregung, Orgasmen, spiritueller Verbundenheit und vielleicht auch Geschlechtsverkehr. Mit anderen Worten: Sie nutzen alles, was Ihnen gefällt und was Ihren Partner entzückt und heiß macht und fast unweigerlich auch Sie erregt. Diese Massage ist, offen gesagt, eine Form des Liebesspiels – aber auf einer höheren Ebene als die üblichen sexuellen Begegnungen.

Wie bitte? Besser als Sex?

Im Laufe der Jahre habe ich tausende von Stunden damit verbracht, Paaren zuzuhören, die freimütig über ihr Sexleben und ihre Beziehung sprachen. Die meisten finden Sex in etwa zwei von zehn Fällen toll, in weiteren zwei Fällen enttäuschend und ansonsten in Ordnung. Dieses Buch hilft Ihnen, Ihre sexuelle Erfolgsquote auf etwa fünfzig Prozent zu erhöhen – eine enorme Verbesserung für die meisten Paare.

In unserem Kulturkreis wird Sex vor allem mit dem Geschlechtsakt gleichgesetzt. Und ich fürchte, dass die meisten Paare, auch wenn sie sich gut verstehen, eher »Sex haben«, als dass sie »Liebe machen«. Das heißt, klar ausgedrückt, sie benutzen die Genitalien des Partners zum Masturbieren. Kein Wunder, dass viele sich langweilen, Seitensprünge machen und mit dem Sex oder der Beziehung unzufrieden sind.

Erotische Massage wirkt auf einer anderen Ebene. Sie macht das Liebesspiel zu einem Erlebnis, das Körper, Seele und Geist einbezieht und den durchschnittlichen Sex somit weit hinter sich lässt. Ohne einiges Wissen und ein bisschen Mühe geht es allerdings nicht.

An diesem Punkt schütteln viele den Kopf. Sex müsse spontan sein und Spaß machen, klagen sie. Außerdem hätten sie keine Lust, in ihrem ohnehin stressigen und leistungsorientierten Leben neue Pflichten unterzubringen.

Dafür habe ich volles Verständnis. Aber was der eine stressig findet, ist für den anderen eine herrliche Entdeckungsreise. Es kommt auf den Standpunkt an. Und ich glaube, dieses Buch kann Ihnen helfen, den Lernprozess zu genießen. Schließlich hätten Sie nicht so weit gelesen, wenn Sie Ihr Liebesleben nicht aufmöbeln wollten – und das kostet nun einmal etwas Zeit und Mühe.

Das Schöne an dieser Reise ist jedoch, dass der Erfolg sofort zu spüren ist. Es dauert Jahre, bis Sie einigermaßen gut Geige spielen können, und in der Zwischenzeit gehen Sie anderen auf die Nerven. Die erotische Massage öffnet dagegen rasch die Türen zu einem besseren Leben – und das nicht nur im Schlafzimmer.

Wie bitte? Kein Sex?

Therapeuten wissen, dass die Zahl der Geschlechtsakte in der westlichen Welt seit zwei Jahrzehnten zurückgeht. Die Menschen haben weniger Zeit, die Frauen sind müder, Paare haben andere Prioritäten, und Sex gilt im Vergleich zu anderen Dingen als weniger erfüllend. Viele von uns wollen sofortige Lust ohne große Anstrengung – die Gründe sind zahlreich.

Hier kann die erotische Massage helfen. Müssen Sie aus medizinischen Gründen auf Sex verzichten? Sind Sie schwanger und wollen keinen Sex haben? Machen Sie sich Sorgen, dass Sie den Partner infizieren oder von ihm infiziert werden könnten? Leiden Sie an einer sexuellen Störung, oder langweilen Sie sich im Bett? Die erotische Massage bietet eine aufregende, lohnende Alternative!

Aber sie ist mehr als das. Sie kann eine ganz neue spirituelle und emotionale Erfahrung sein, die vielen Paaren beim Geschlechtsakt selten oder nie zuteil wird. Heutzutage reden wir über Sex wie über eine Ware, die man wie eine Waschmaschine kaufen kann. Doch wahre sexuelle Lust und erfüllende Beziehungen sind das Ergebnis einer langfristigen Zusammenarbeit, deren Lohn nicht käuflich ist.

Es kommt darauf an, was Sie wollen. Wenn Sie nur einen sexuellen Juckreiz stillen wollen, wird dieses Buch Sie kaum interessieren. Andererseits wird es Sie begeistern, wenn Sie sich ein schöneres Liebes- und Sexleben wünschen und ganz neue Aspekte Ihrer Persönlichkeit kennen lernen wollen – Aspekte, von denen Sie bisher nichts geahnt haben.

Genau das ist wichtig. In einer liebevollen Beziehung wachse ich selbst, wenn ich meiner Partnerin Lust bereite und sie respektiere. Die Massage-Geheimnisse verlangen von Ihnen keine selbstlose Hingabe an den Partner. Nein, dies ist ein Leitfaden des Gebens und Nehmens, von dem Sie beide von Anfang an profitieren werden.

Dr. Andrew Stanway

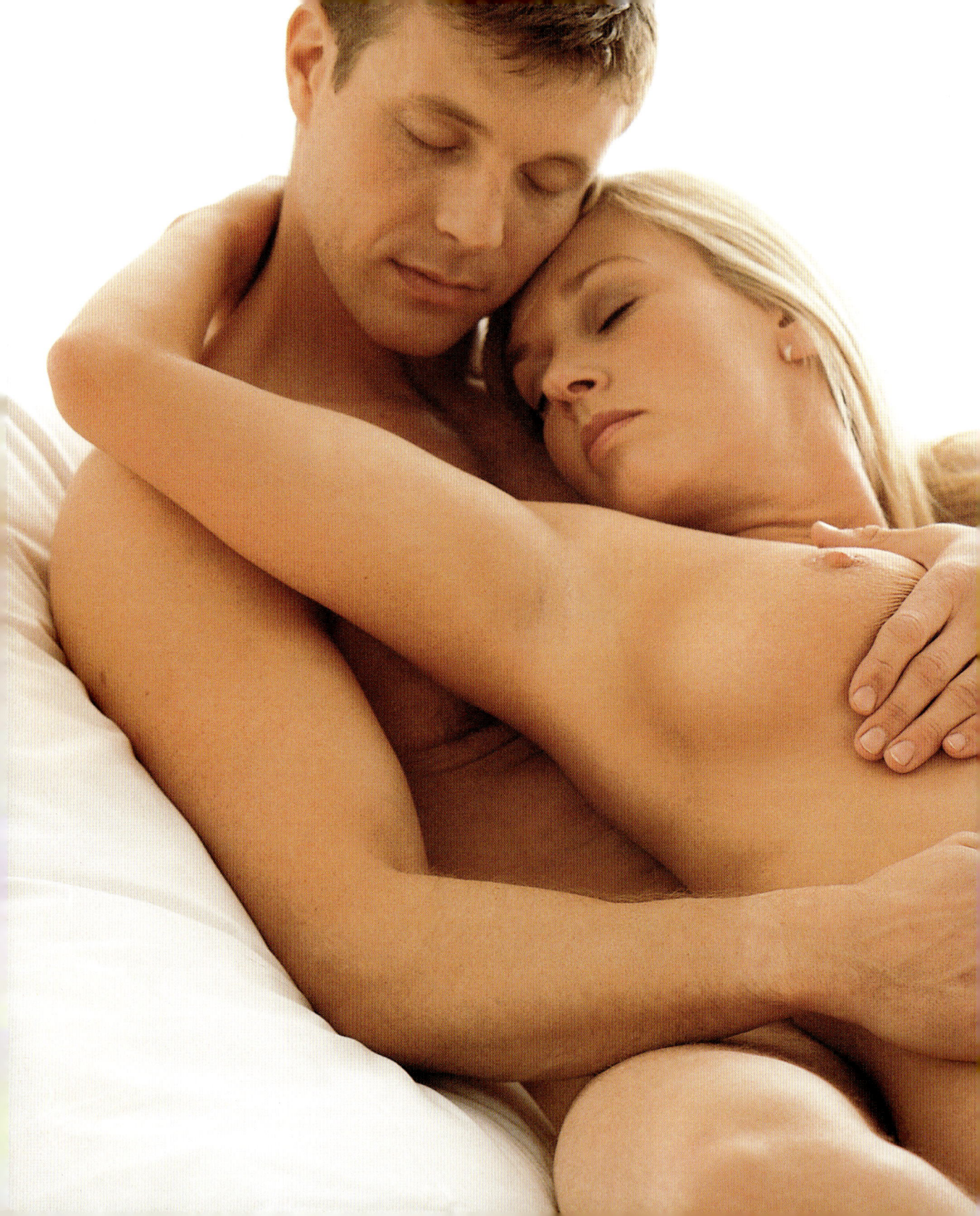

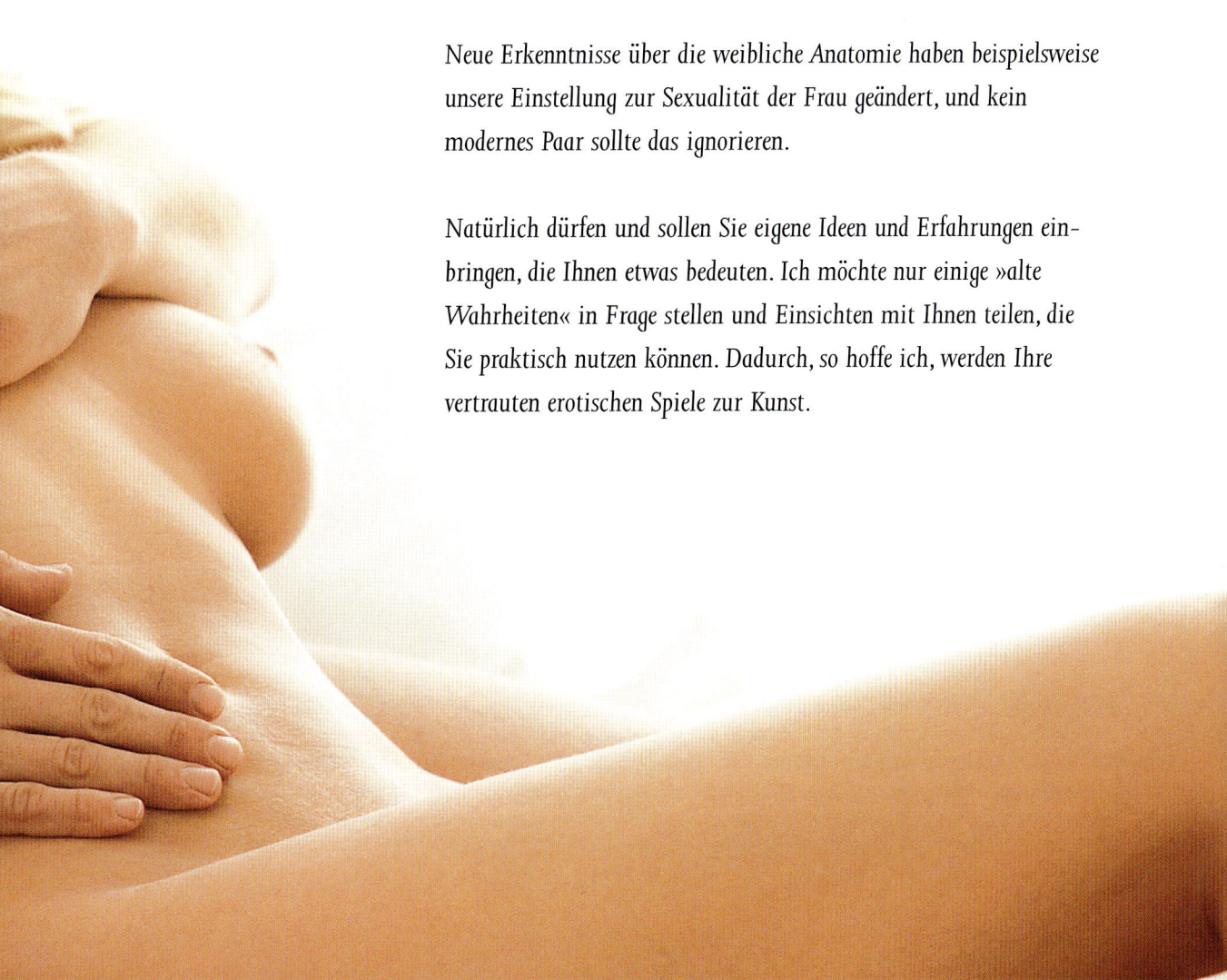

Es gehört zur gemeinsamen Grundlage, dass Sie ungefähr wissen, was Sie auf der seelischen und spirituellen Ebene wollen, dass Sie eine ganz neue Art der Kommunikation lernen und einigermaßen informiert sind, wie eine sexuelle Erregung zustande kommt.

Teil eins Vorbereitungen

Neue Erkenntnisse über die weibliche Anatomie haben beispielsweise unsere Einstellung zur Sexualität der Frau geändert, und kein modernes Paar sollte das ignorieren.

Natürlich dürfen und sollen Sie eigene Ideen und Erfahrungen einbringen, die Ihnen etwas bedeuten. Ich möchte nur einige »alte Wahrheiten« in Frage stellen und Einsichten mit Ihnen teilen, die Sie praktisch nutzen können. Dadurch, so hoffe ich, werden Ihre vertrauten erotischen Spiele zur Kunst.

Uralte Weisheiten – neue Erkenntnisse

Man darf wohl mit Recht behaupten, dass die westliche Welt erst in den letzten paar Jahrzehnten die spirituelle Natur der Sexualität entdeckt hat. Viele Jahrhunderte lang bestimmten eher mechanisch-medizinische und wissenschaftliche Modelle die Forschung, sodass die meisten Menschen, sofern das Thema sie überhaupt interessierte, unbefriedigt blieben. Sie wussten intuitiv, dass Sex mehr ist als »genitale Klempnerarbeit«, wie ich es nenne.

Im Osten dagegen herrschte schon immer die Gewissheit, dass Sexualität auf vielen Ebenen stattfindet und dass die mechanische wahrscheinlich am wenigsten wichtig ist. Die taoistische Philosophie in China und das indische Tantra, beide tausende von Jahren alt, ermutigten die Menschen, sich als komplexe Systeme aus Sinnlichkeit, Mystik und Spiritualität zu betrachten. Das Kamasutra ist zum Beispiel keineswegs ein sexuelles Aerobic-Handbuch, wie man im Westen glaubt, sondern eine Studie über das Sexualverhalten und ein Leitfaden für das Leben kultivierter Menschen, in dem »Stellungen« eine untergeordnete Rolle spielen.

Wahre Intimität

Tantra und Taoismus, die sich vor allem mit Mystik befassen, behaupten, dass Herz und Geist bei der erotischen Massage wichtiger sind als die Arbeit der Hände. Anders als bei der Massage eines kranken Rückens oder schmerzender Schultern – die jeder mit der richtigen Technik ziemlich erfolgreich verabreichen kann – setzt die erotische Massage voraus, dass die Kommunikation der Liebenden über die körperliche Ebene hinausgeht.

So gesehen, ist die erotische Massage eine fast heilige Erfahrung, die uns mit der Seele des Partners enger verbindet als der »normale« Sex. Die vereinigten Körper werden zum Schrein der Liebe. Fleisch wird Geist, und die Dualität von Körper und Seele, wie der Westen sie versteht, wird in einer mystischen Dimension aufgehoben. Wir werden frei und können wahrhaft intim sein. Nur darum geht es bei der erotischen Massage.

Der Taoismus legt großen Wert auf ungehemmte, natürliche Spontaneität. Wir im Westen sind derart mit Konventionen, Ängsten und Schuldgefühlen belastet, dass wir den wahren Menschen unter diesem Panzer oft nur schwer erreichen können. Wir müssen lernen, unserer Intuition zu vertrauen, und spontan handeln anstatt nach den Regeln der Vergangenheit. Die Taoisten haben Recht, wenn sie uns von zu großer Anstrengung abraten – es ist besser, »mit dem Strom zu schwimmen« und das Natürliche in uns allen zu genießen. Leider fällt das vielen von uns schwer.

Einige der wichtigsten Lektionen, die wir von östlichen Philosophen lernen können, sind einfach genug; wir haben sie in unserem hektischen modernen Leben nur aus den Augen verloren. Wir alle können viel mehr erreichen, als wir glauben; aber die meisten von uns sind träge geworden und halten unsere Beziehungen für selbstverständlich.

Wie oft nutzen Sie beim Sex wenigstens einige Ihrer Sinne? Wann haben Sie zuletzt die Haut Ihres Partners gerochen, wann seinem Atem gelauscht? Wann haben Sie erforscht, wie die einzelnen Teile seines Körpers sich anfühlen? Das moderne Leben macht die Sinne stumpf, und wir leiden darunter. Doch in der intimen Begegnung können wir diese Lust wieder wecken und das Tor zu einer wundervollen Welt der Sinnlichkeit, Entspannung und Freude öffnen.

Yin und Yang

Nur wenige Menschen wissen genau, was sie an ihrem Partner anziehend finden. Gewiss, einiges ist offensichtlich, aber das reicht nie als Erklärung. Es gibt eben auch ungreifbare, unbegreifbare Aspekte. Vielleicht spielen Pheromone eine Rolle, vielleicht wissen wir, was im Kopf des Partners vorgeht, ohne dass die Wissenschaft es erklären könnte. Therapeuten glauben, dass wir unbewusst einen Partner wählen, der uns hilft, unsere tiefsten Schmerzen zu verarbeiten und seelische Probleme zu lösen.

Wie dem auch sei, jede Beziehung führt zwei tief verwurzelte, komplementäre Prinzipien zusammen, einerlei, ob unser Partner vom gleichen oder vom anderen Geschlecht ist. Und Sex ist zum Teil auch eine Beziehung zwischen diesen beiden unbewussten und doch äußerst wichtigen Teilen von uns. Die gesamte Natur spiegelt diese Paarung wider: hell und dunkel, heiß und kalt, trocken und nass, positiv und negativ, männlich und weiblich – oder yin und yang, wie die alten Chinesen es nannten. Diese Vereinigung der Gegensätze illustriert das Yin-Yang-Symbol (links): die dunkle (weibliche) Form ist mit der weißen (männlichen) verbunden, und beide enthalten einen Tupfer der anderen Farbe.

Der Psychologe C. G. Jung schrieb viel über diese Idee. In jedem von uns, sagte er, liegt die Essenz des anderen Geschlechts. Kein Organismus ist ganz yin oder yang, und kein Mensch ist ganz männlich oder weiblich, einerlei, wie männlich oder weiblich er genetisch sein mag.

Heute ist es noch wichtiger, diese fundamentale Wahrheit zu verstehen und zu akzeptieren. Obwohl Bücher über Männer vom Mars und Frauen von der Venus enormen Erfolg haben, wissen Liebende tief im Herzen, dass sie nicht nur die Merkmale des eigenen, sondern auch einige des anderen Geschlechts verkörpern. Wer seiner selbst bewusst ist, macht nicht das andere Geschlecht für Persönlichkeitszüge verantwortlich, die er gerne verleugnen würde, und er schreibt sie auch nicht hartnäckig, wenngleich unbewusst, anderen zu. Mit den widerstreitenden Elementen unserer Persönlichkeit im Einklang zu sein ist ein Zeichen von wahrer Reife – und ein guter Start, wenn wir spirituelle Liebende werden wollen.

Die Macht des Chi

Die Religionen und Philosophien des Ostens legen großen Wert auf das Verständnis der Körperenergien. Die Lebenskraft, im Chinesischen Chi genannt, schützt und transformiert den Körper in jeder Lebensphase innerlich und äußerlich; sie verkörpert eine zwar unsichtbare, jedoch physische Wirklichkeit, die für das harmonische Gleichgewicht von Yin und Yang unerlässlich ist.

Neben den Kanälen, die durch den ganzen Körper laufen, gibt es sieben Zentren, Chakras genannt, in denen die Energie besonders konzentriert ist (rechts).

Stellen Sie sich einen Gartenschlauch vor, der geknickt oder blockiert ist, sodass das Wasser sich staut und der Rasen nicht besprengt wird. Das Gleiche kann mit der Energie in den Chakras geschehen. Mögliche Blockaden sind unerfreuliche Erfahrungen, körperliche, seelische oder geistige Krankheiten, sexuelle Störungen und vieles andere.

Die meisten östlichen Heilweisen versuchen, solche Blockaden zu beseitigen, damit die Energie wieder ungehindert durch die Chakras – die Abzweigungen des Schlauches – fließen kann. Um das zu erreichen, verwenden sie Aromatherapie, Kristalle, Akupunktur, Meditation, Visualisieren, Kampfkünste, Yoga, Tai-Chi und Körpertherapie.

Mehr Chi durch Sex

Im zweiten Chakra ist die sexuelle Energie am stärksten gebündelt. Es liegt an der Basis der Wirbelsäule und steuert die Genitalien und die Blase sowie Emotionen, die mit diesen Organen zu tun haben. Störungen in diesem Chakra führen unter anderem zu Impotenz, sexueller Lustlosigkeit, Unfruchtbarkeit oder Sexsucht. Eine Massage auf dem zweiten Chakra hilft, die sexuelle Energie zu harmonisieren.

Taoisten halten den Beckenboden und den Damm (siehe Seite 108) für das untere Zwerchfell (das obere trennt die Lungen von der Bauchhöhle). Wer die Muskeln des Beckenbodens, der Harnröhre, der Vagina und des Anus sowie viele unwillkürliche Muskeln im Griff habe, besitze eine »Pumpe« für die sexuelle Energie.

Beim Orgasmus löst sich die erzeugte Energie im Kosmos auf und geht uns verloren. Taoisten und Tantriker versuchen, sie in den eigenen Körper zurückzuleiten. Das hört sich einfach an, aber es ist sehr kompliziert. Viele Bücher wurden darüber geschrieben, und meiner Erfahrung nach ist es schwer zu erreichen, wenn Sie nicht viel Zeit und Mühe opfern oder – im Idealfall – einen guten Lehrer haben. Auf jeden Fall geht es über den Rahmen dieses Buches hinaus.

Viele dieser Ideen mögen uns seltsam oder gar verrückt vorkommen; aber ich glaube, dass die sexuelle Energie wirklich im Körper zirkuliert und dass wir sie eines Tages nachweisen können werden. Auf Seite 60–61 beschreibe ich eine Brustmassage, mit der eine Frau ihre heilende sexuelle Energie freisetzen kann. Und meiner beruf-

lichen Erfahrung nach haben Menschen
mit schwachen »Sexmuskeln« Probleme
im Liebesleben und erzeugen beim Orgasmus nicht die optimale Energie.

(Auf Seite 72 erfahren Sie, wie
Sie die Beckenbodenmuskeln durch
Übungen stärken können.)

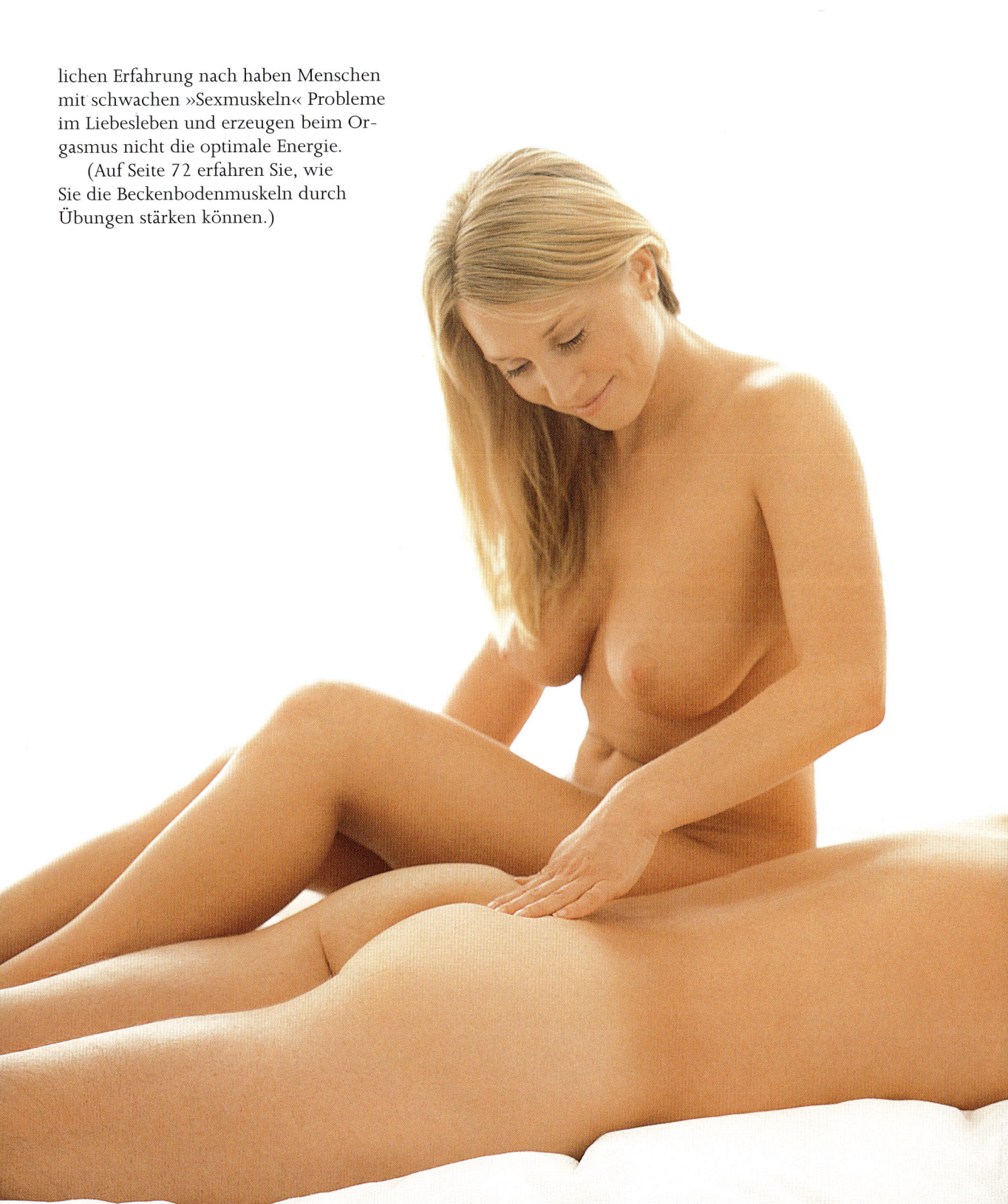

Harmonisieren und verbinden

Wir im Westen können viel vom Osten lernen, zum Beispiel, dass Liebende durch erotische Massage ein Gefühl der Einheit erleben. Wie können wir das in unserer Sprache ausdrücken, und welche Eigenschaften und Erfahrungen brauchen wir dafür?

Liebe Ich glaube, es ist schwer, ja unmöglich, einander ohne Liebe erotisch zu massieren. Damit meine ich nicht nur die liebevollen Regungen, die herrliche körperliche Gefühle auslösen können, sondern tiefe Liebe, die Seelen vereint.

Ein offener Körper Der ist unerlässlich. Viele von uns haben nach unerfreulichen Erfahrungen eine so »dicke Haut«, dass sie selbst die liebevollste Berührung nicht wirklich genießen können. Aus meiner Arbeit mit Paaren weiß ich aber, dass man diesen Panzer durch zärtliche erotische Massage aufweichen oder sogar auflösen kann.

Ein offenes Herz Damit meine ich totales Vertrauen darauf, dass Sie nicht benutzt oder ausgenutzt werden, dass der Partner Ihnen zuhört, Ihre Einzigartigkeit respektiert und das Beste für Sie will – ja, dass Ihre Bedürfnisse für ihn Vorrang haben.

Ein spirituelles Band Paare, die im Einklang denken und fühlen, einen sechsten Sinn und gemeinsame Träume haben, die wissen, was der Partner gleich sagen wird und sich ohne Worte unterhalten können, arbeiten auf einer spirituellen Ebene zusammen, die die Beziehung zwischen Mann und Frau magisch und unübertrefflich macht. Die erotische Massage ist dafür eine großartige Spielwiese.

Selbsterkenntnis Wer sich selbst nicht kennt, ist kaum in der Lage, bei der erotischen Massage sein Bestes zu geben oder optimal von ihr zu profitieren. Wir streben zwar ein Leben lang nach Selbsterkenntnis, aber Teil 2 hilft Ihnen, die Reise zu beginnen.

Praktische Fertigkeiten Üben Sie zuerst allein und dann mit Ihrem Partner. Das gehört zu der Reise, die Sie gemeinsam antreten.

Wie kommen Sie in Stimmung, wenn Sie eine spirituelle Begegnung planen? Versuchen Sie, mit dem Energiefeld des Partners engen Kontakt aufzunehmen. Machen Sie vor einer Massage die einfachen Übungen auf der folgenden Seite, um Ihre Energien zu harmonisieren und sich auf wahre Intimität vorzubereiten. Experimentieren Sie, um herauszufinden, welche Übung bei Ihnen am besten wirkt (Massageöl brauchen Sie dafür nicht). Manche Paare üben auch gerne nach dem Sex.

Ganzkörperkontakt

Der Partner liegt mit gespreizten Beinen auf dem Rücken, am besten auf einer weichen Unterlage, damit er es bequem hat.

Legen Sie sich so auf ihn, dass Ihr Becken auf seinem liegt. Ihre Beine bleiben zusammen.

Halten Sie einander gut fest und küssen Sie sich innig. Entspannen Sie sich dann und atmen Sie tief.

Ignorieren Sie seine Erektion. Konzentrieren Sie sich auf den maximalen Hautkontakt und Ihre liebevollen Gefühle.

● **Variante** Der Partner liegt auf dem Bauch und Sie legen sich bäuchlings auf ihn und halten ihn fest. Stimmen Sie sich beide auf Ihre liebevollen Gefühle ein.

Energien steuern

Ihr Partner liegt bequem auf dem Bauch. Reiben Sie die Handflächen mehrere Male kräftig aneinander, um sie zu wärmen und mit Energie zu laden. Damit können Sie das Energiefeld, das Ihren Partner einhüllt, sanfter durchdringen und ihn intensiver massieren.

Legen Sie eine Handfläche aufs Steißbein des Partners und die andere unter seinen Nacken.

Schließen Sie die Augen, entspannen Sie sich, atmen Sie tief und stimmen Sie sich auf den Partner ein.

Atmen Sie beide im gleichen Rhythmus und versuchen Sie zu spüren, was der Partner fühlt.

Schicken Sie dem Partner liebevolle Gedanken durch die Hände.

Stellen Sie sich vor, dass ein Energiestrom von Ihrer rechten Hand zur linken fließt – durch das Herz und die Arme und durch die Wirbelsäule des Partners. Auch er visualisiert diesen Energiestrom (den Sie ihm sogar beschreiben können, damit er ihn deutlicher »sieht«). Dafür brauchen Sie Übung; seien Sie also geduldig.

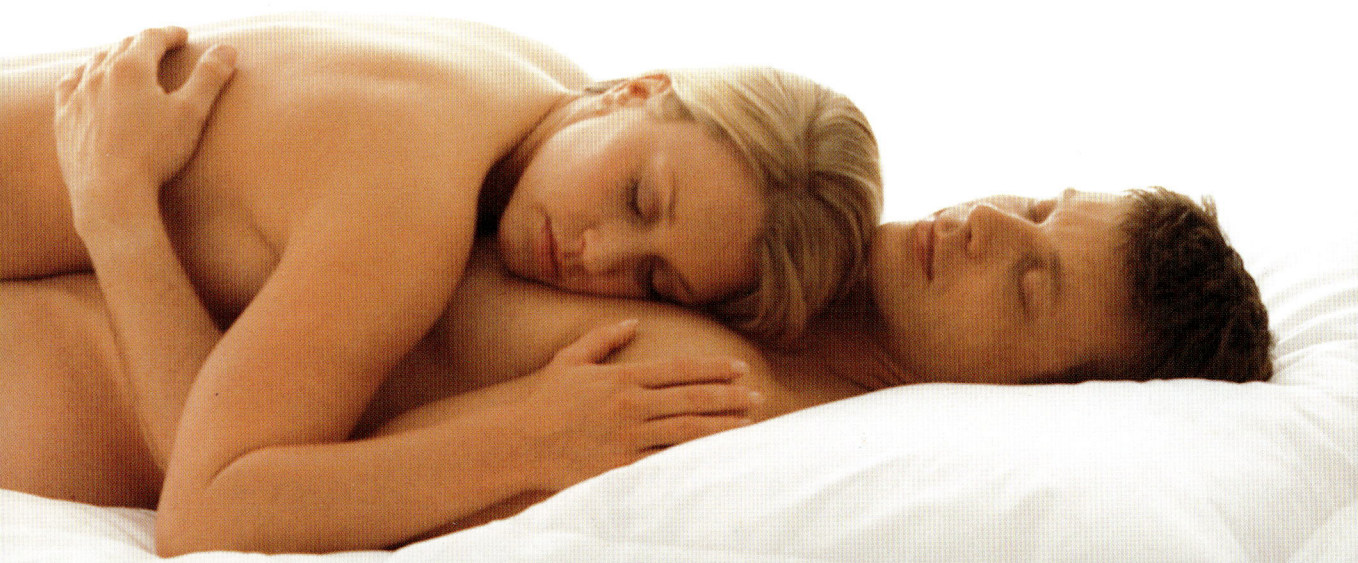

Einstellungen ändern

In diesem Teil folgen noch mehrere Kapitel, die Ihnen zeigen, wie Sie sich auf eine erotische Massage vorbereiten können. Hier möchte ich kurz auf Einstellungen zum Sex hinweisen, die Sie ändern sollten.

Ist es nicht zu spät, sich zu ändern?

Um das Beste aus einer erotische Massage zu machen, müssen Sie daran glauben, dass Sie intensivere und längere Orgasmen haben können. Das ist nicht einfach, denn die Wahrnehmungen und Erwartungen der meisten Menschen richten sich nach ihrer gegenwärtigen Situation. Das gilt vor allem für Denkweisen, die schon viele Jahre alt sind. Darum glauben wir oft nicht an neue oder »höhere« Arten der Lust – oder wir sind davon überzeugt, dass der Partner unsere Lust begrenzt: Wenn er doch nur »besser« wäre, dann hätte ich mehr Spaß. Das mag zwar stimmen, aber es ist viel wahrscheinlicher, dass wir uns unbewusst selbst Grenzen setzen. Ein ruhiges Gespräch ist in solchen Fällen hilfreich – aber nicht während der Massage! Natürlich müssen Sie lernen, mitfühlend zuzuhören (siehe Seite 20–21).

Was ist für mich drin?

Ein bisschen Egoismus ist menschlich. Viele Paare, die ich behandle, fragen: »Was ist für mich drin?« Meine Antwort lautet: »Ein befriedigter Partner.« Auch Sie haben mehr von einem Partner, der glücklich und befriedigt ist!

Manche Menschen sind altruistischer, aber nur wenige sind längere Zeit mit einer »Einbahnstraße« zufrieden. In vielen Beziehungen kriselt es, weil ein Partner ständig mehr gibt als nimmt. Das kann Groll oder sogar Verbitterung auslösen, selbst wenn der andere nicht gierig oder selbstsüchtig ist. Wer meint, dass er zu kurz kommt, leidet oft an unbewussten Hemmungen oder hat eine zu enge Einstellung zur Lust – und daran muss der andere nicht schuld sein.

Schmerz und Lust gelten als Gegensätze, aber sie sind nah verwandt, weil beide unsere Sinne überfluten und unsere volle Aufmerksamkeit beanspruchen. Wer Schmerzen für falsch, peinlich oder lieblos hält oder dabei Schuldgefühle hat, erlebt kaum heftige Orgasmen, einerlei, wie liebevoll und geschickt der Partner ist. Das ist für beide sehr frustrierend.

Wann komme ich auf meine Kosten?

Sie kommen »auf Ihre Kosten«, wann immer Sie etwas Wundervolles für Ihren Partner tun, nicht unbedingt, wenn er etwas für Sie tut. Darauf gehe ich noch (Seite 18–19) genauer ein. Vielleicht hört sich das »edel« oder sogar unglaublich an; aber Lohn und Lust sind wirklich am größten, wenn Sie für den Partner Ihr Bestes tun. Das ist das Geheimnis einer großartigen erotischen Massage. Sie geben, um zu bekommen!

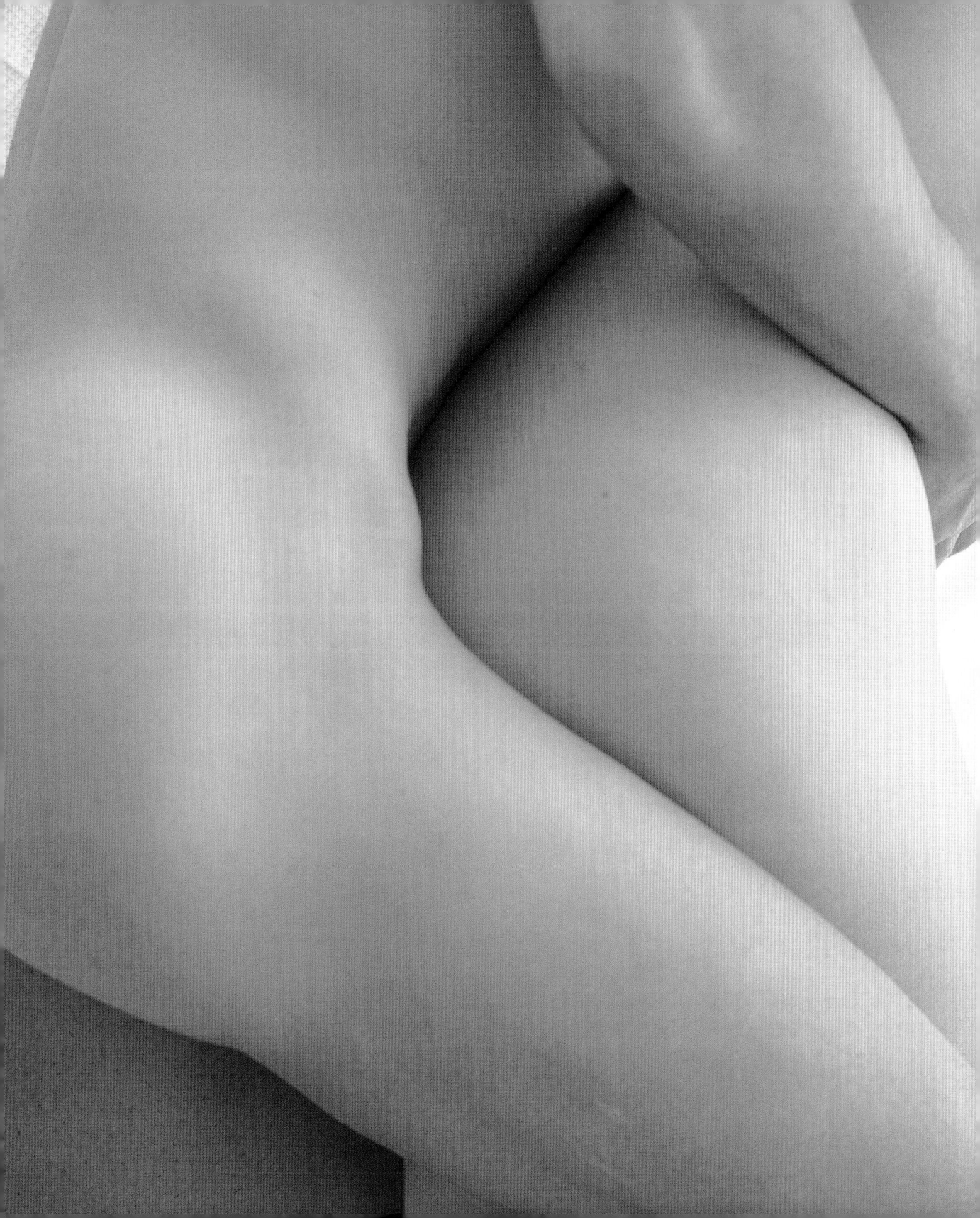

Geben und Nehmen

Es gibt nur wenige Beziehungen, in denen es beiden Partnern leichtfällt, zu geben und zu nehmen. Manche Menschen sind eher »Geber«, andere eher »Nehmer«. Das wirkt sich natürlich auch im Schlafzimmer aus. Sie werden wahrscheinlich mehr geben und nehmen als je zuvor, wenn Sie sich in der Kunst der erotischen Massage üben. Ein paar psychologische Tipps sind ebenfalls nützlich.

Retter und Opfer

Viele Menschen, die scheinbar selbstlos geben, sind in Wahrheit »Retter« – sie versuchen unbewusst, den Partner von Schmerzen und Problemen zu erlösen. Das hört sich zunächst gut an; aber meist retten diese Menschen andere, um sich nicht selbst vor ihren eigenen Problemen retten zu müssen, und der Empfänger fühlt sich schließlich als Opfer. Das ist weder sexy noch angenehm, und es ist keine Basis für eine wirklich intime Beziehung. Falls Ihre Beziehung davon betroffen ist, sollten Sie mit Ihrem Partner darüber reden, wenn Sie beide in guter Stimmung sind. Suchen Sie, wenn nötig, fachkundige Hilfe.

Geben ist Nehmen

Oft fällt es uns schwer zu begreifen, dass wir in einer liebevollen, intimen Beziehung gleichzeitig geben und nehmen. Der Empfänger gibt dem Geber totales Vertrauen, und dieser ist sich der Bedürfnisse des Empfängers völlig bewusst. Wir empfangen, wenn wir geben, und umgekehrt. Was wir für den Partner tun, das tun wir in gewissem Sinne für uns. Es ist ein köstliches Paradox. Während wir den Partner erfreuen und bereichern, wachsen wir. Auch bei einer guten erotische Massage teilen wir Energie mit dem Partner und kommunizieren mit ihm.

In der heutigen hektischen, egozentrischen Welt ist Nehmen oft schwieriger als Geben. Die meisten von uns sind so daran gewöhnt, etwas zu tun, dass sie eine erotische Massage als zusätzliche Pflicht betrachten, wenn auch als angenehme.

Versuchen Sie als Empfänger, total empfangsbereit zu sein. Denken Sie nicht an die äußere Welt und konzentrieren Sie sich nur auf den Partner, auf den Augenblick und auf Ihre Empfindungen. Sagen oder zeigen Sie Ihrem Partner aber, was Ihnen gefällt oder missfällt. Seien Sie ein liebevoller Führer, denn sonst weiß der Partner – vor allem in den ersten Tagen – nicht, was in Ihnen vorgeht. Das wäre unfair, denn niemand kann Ihre Gedanken lesen. Sie müssen genau sagen oder zeigen, was Sie mögen. Ich kann die Paare gar nicht mehr zählen, die voneinander hellseherische Fähigkeiten erwarten und sich ärgern, wenn der Partner diese Erwartung nicht erfüllt (mehr dazu auf Seite 23).

Rollentausch

In vielen Beziehungen ist die Frau für Gefühle und der Mann mehr fürs Körperliche zuständig. Erotische Massage ist ideal, um diese Disharmonie auszugleichen. Da sie großen

Lohn verspricht, können viele Männer dabei wahrhaft intim sein, selbst wenn es ihnen sonst schwerfällt. Das gelingt aber nur, wenn die Frauen es zulassen – sie dürfen den Partner nicht unbewusst daran hindern, Gefühle auszudrücken, nur weil sie das im Alltag als ihr Terrain betrachten. Nach meiner Erfahrung scheuen sich die meisten Männer nicht, emotionale Intelligenz zu zeigen, sofern die Partnerin es ihnen erlaubt. Ich nutze sogar die erotische Massage, um bei vielen Paaren genau dieses Ziel zu erreichen.

Verschiedene Wellenlängen – verschiedener Lohn

Für einen Therapeuten ist es besonders faszinierend zu beobachten, wie Paare miteinander kommunizieren. Meist ist ein Partner gesprächiger, oder er nutzt und beobachtet die Körpersprache öfter, oder er drückt Gefühle häufiger aus. Echte Kommunikation ist nur möglich, wenn beide Partner sich auf einer Wellenlänge befinden. Und auch dabei kann die erotische Massage helfen. Da die sexuelle Lust und der Wunsch, einander Freude zu bereiten, bei der Massage so groß sind, können wir dabei lernen, uns auf die Wellenlänge des Partners einzustimmen – und unsere anzupassen, damit das Erlebnis noch intensiver wird. Das ist im Grunde das Thema dieses Buches.

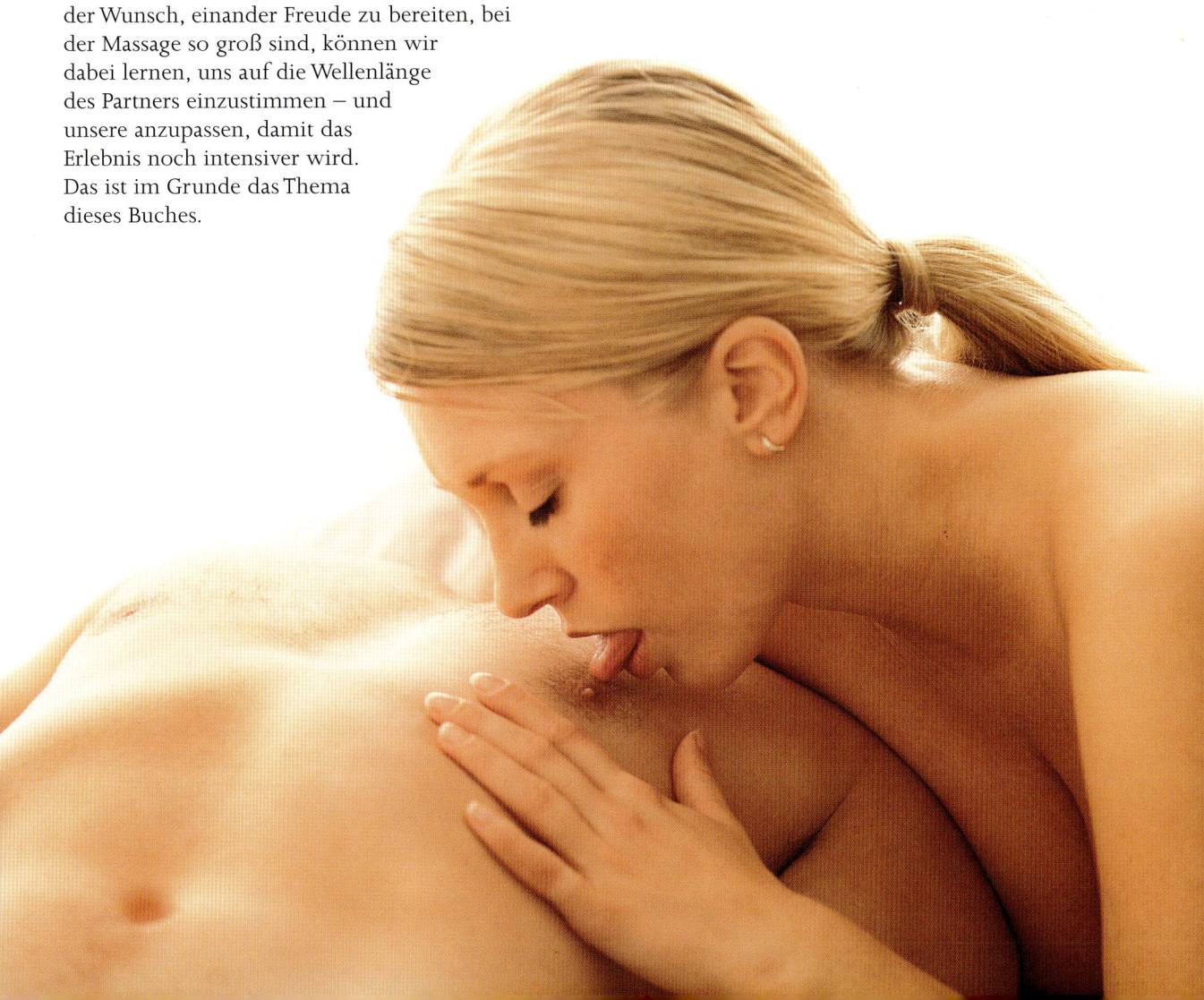

Gute Kommunikation

Inzwischen wissen Sie, dass die körperliche Intimität während der erotischen Massage nur ein Teil des Ganzen ist. Die meisten Menschen genießen diese Massage, weil sie über angenehme körperliche Empfindungen hinausführt.

Wenn wir einander erotisch massieren, sind wir bereit für eine Kommunikation, die wir beim Sex kaum jemals erleben. Darum sollten wir wissen, wie wir miteinander wahrhaft intim sein können, vor allem wenn eine neue Art von körperlicher Lust allerlei verborgene Gefühle freisetzt. Damit müssen Sie sich sorgfältig auseinandersetzen, wenn Sie Ihre Beziehung durch erotische Massage stärken wollen.

Meiner Erfahrung nach gelingt das nur, wenn die Partner gelernt haben, einander mitfühlend zuzuhören. Damit sollten sie jedoch nicht warten, bis die erotische Massage Sie in freudige Erregung versetzt hat. Denken Sie daran, dass es Wochen, Monate oder gar Jahre dauern kann, bis Sie beide einfühlsam zuhören können. Sobald Sie dazu fähig sind und Ihr Partner sich geliebt und verstanden fühlt, können Sie nachdenken, was Sie sonst noch brauchen, um das Beste aus der Massage zu machen: die Fähigkeit nämlich, dem Partner Sicherheit zu geben und ihn zu leiten.

Einfühlsames Zuhören

Einfühlungsvermögen ist etwas anderes als Sympathie. Wenn ich einfühlsam bin, versetze ich mich in Ihre Lage und versuche mir vorzustellen, wie es wäre, Sie zu sein. Mit etwas Übung kann ich mich tatsächlich in Sie hineinversetzen und Ihre Gefühle »von Ihnen aus« erfassen, also nicht so wie meine eigenen Gefühle. Wenn ich Sympathie für Sie empfinde, konzentriere ich mich auf meine Gefühle, und das nützt Ihnen nichts. Der Unterschied ist wichtig; denn wenn ich Ihnen einfühlsam zuhöre, fühlen Sie sich wirklich verstanden. Und wie lernen wir das? Indem wir die drei Elemente des Einfühlungsvermögens verstehen und schulen.

● **Schieben Sie Ihr Ich beiseite.** Denken Sie nicht an sich und Ihre Gefühle beim Diskussionsthema, sondern hören Sie nur zu. Das kann in unserer egozentrischen Gesellschaft sehr schwierig sein, aber mit Übung und Motivation ist es erreichbar.

● **Filtern Sie das wichtigste Gefühl des Partners heraus.** Beobachten Sie seine Körpersprache genau, lauschen Sie mit dem »dritten Ohr« dem, was er wirklich sagt – nicht nur mit seiner Stimme –, und stimmen Sie sich auf alles ein, was Sie über ihn wissen. Wir sind oft verwirrt, wenn wir mehrere Gefühle gleichzeitig wahrnehmen. Ein Partner, der uns hilft, unser wichtigstes Gefühl zu entdecken, erweist uns einen großen Dienst.

● **Teilen Sie dieses Gefühl Ihrem Partner mit.** Es genügt nicht zu wissen, was der Partner fühlt. Sie müssen ihm sagen, welchen Eindruck Sie haben. Wenn Sie sagen: »Ich bin sicher, dass du wütend bist«, und sich irren, haben Sie eine Gelegenheit verpasst. Sagen Sie lieber: »Mir scheint, du bist wütend.« Wenn Sie Recht haben, umso besser.

Der Partner fühlt sich verstanden, lernt seine Gefühle besser kennen und hat sie daher auch besser im Griff. Wenn nicht, kann er Sie berichtigen: »Wütend bin ich eigentlich nicht. Ich fühle mich eher einsam.« Das hilft ihm herauszufinden, was er fühlt, und Sie verstehen besser, wie Ihr Partner aussieht, klingt und sich fühlt, wenn er einsam ist. Und Sie beide lernen etwas Wertvolles aus diesem Gespräch, selbst wenn es weniger als eine Minute dauert. Es ist erstaunlich, wie viel man in so kurzer Zeit erreichen kann, wenn man wirklich mit dem »dritten Ohr« zuhört.

Klingt das gekünstelt? Es ist gekünstelt, solange das einfühlsame Zuhören für Sie beide nicht zur Gewohnheit geworden ist. Wenn Sie dieses Zuhören von Seele zu Seele ein paar Wochen geübt haben, nehmen Ihre erotischen Massagen eine ganz andere »Farbe« an. Und was Sie dabei lernen, beeinflusst Ihr gesamtes gemeinsames Leben.

Dem Partner Sicherheit geben

Wir alle müssen uns völlig sicher fühlen, damit wir uns bei der Massage lustvoll entspannen können. Das bedeutet, der Gebende muss sich um alle praktischen Dinge kümmern, zum Beispiel um die notwendige Ausrüstung. Er sollte auch dafür sorgen, dass das Telefon stumm bleibt, die Türklingel nicht schrillt und die Kinder nicht stören (siehe Seite 38–41). Und der Empfangende muss wissen, dass der Gebende stets fürsorglich ist. Es gibt mehrere Möglichkeiten für den Gebenden, dieses Vertrauen zu vermitteln.

● **Einigen Sie sich vorher über die Grenzen.** Sobald Sie ein erotisch versiertes Paar sind, kennen Sie Ihre Grenzen. Verzichten Sie jedoch auf Überraschungen, einerlei, wie erfahren Sie beide sind.

● **Halten Sie den Partner auf dem Laufenden.** Erklären Sie ihm vor jedem Schritt genau, was Sie tun wollen. Später, wenn der Partner Bescheid weiß, erübrigt sich das. Anfangs macht diese Regel den Partner sicherer, vor allem wenn er ängstlich ist. Vielleicht glauben Sie nicht, dass jemand sich vor zu viel Lust fürchtet; aber das kommt vor.

● **Stellen Sie nur Fragen, die ein Ja oder Nein erfordern.** Vermeiden Sie »Prüfungsfragen«, über die man lange nachdenken muss. Gute Fragen sind: »Schneller?« oder »Ist der Druck richtig?« Eine schlechte Frage wäre zum Beispiel: »Ist das schön?« Die Antwort könnte Sie enttäuschen! Oder Ihr Partner lügt, um Sie nicht zu kränken. Mit dieser Kommunikation können Sie auch im täglichen Leben experimentieren.

● **Halten Sie nichts für selbstverständlich.** Was einmal klappt, muss nicht immer klappen. Bei vielen Frauen hängt es beispielsweise vom Menstruationszyklus ab, was ihnen heute oder ein andermal gefällt und was sie von sich, vom Partner und vom Leben halten. Auch das Alter spielt eine Rolle.
Das heißt, dass einfühlsames Zuhören immer notwendig ist. Es baut die Beziehung auf.

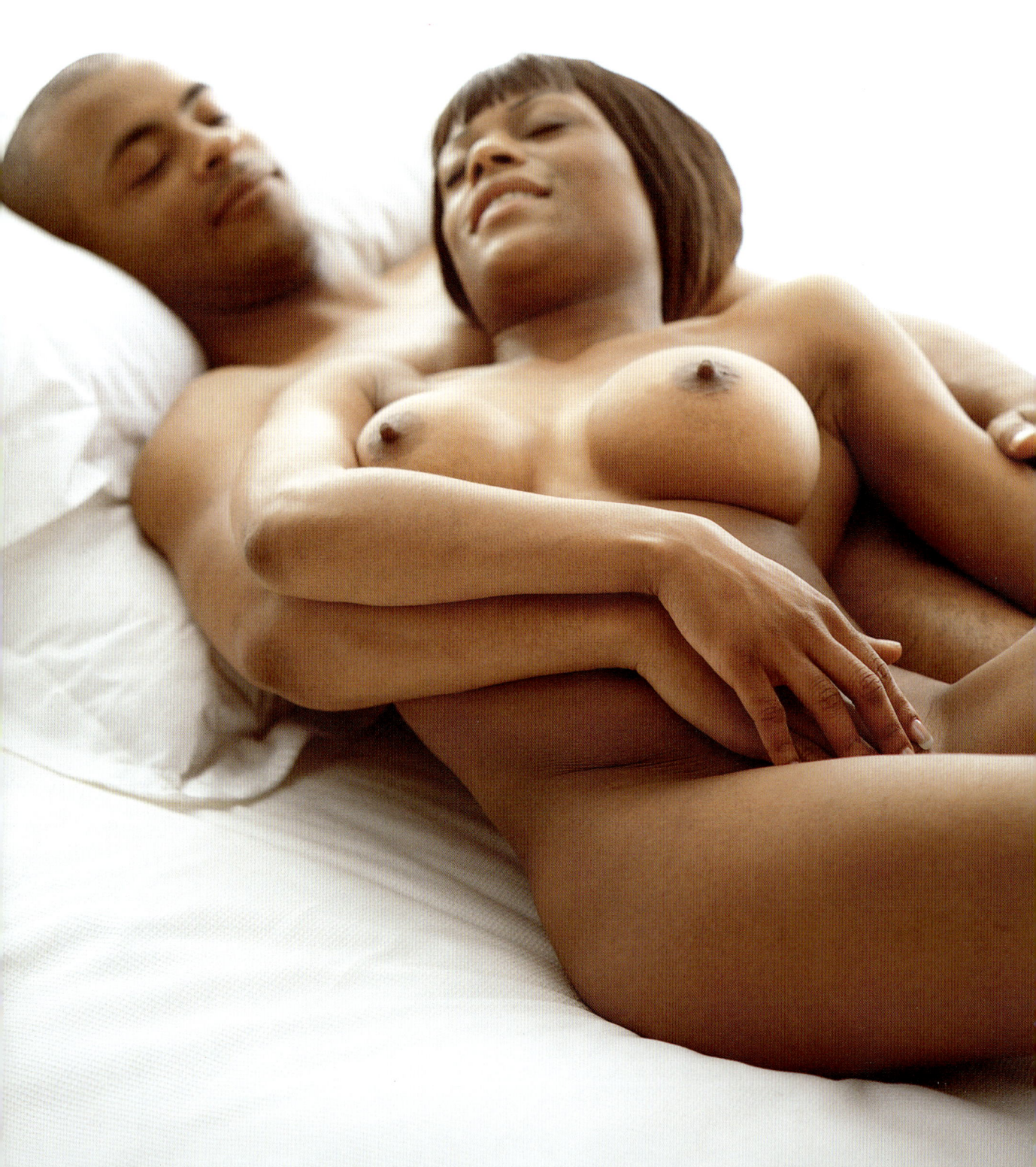

Den Partner leiten

Sie brauchen ein wenig Übung, um ein guter Empfänger zu werden. Ich finde, das setzt auch »gute Führung« voraus. Nur wenige Menschen wollen hören, was sie im Bett zu tun haben, aber die meisten sind froh, wenn der Partner sie anleitet.

● **Reden Sie Klartext.** Viele Paare klagen, dass keiner weiß, was der Partner wirklich will. Übernehmen Sie beide die Verantwortung für Ihre Wünsche. Drücken Sie sich klar aus: »Bitte mach das noch mal am Fuß!« oder »Deine Fingerspitzen sind toll!«

● **Geben Sie jeweils nur einen Hinweis.** So finden Sie heraus, was am besten ist, und verwirren den Partner nicht.

● **Loben Sie den Partner.** Je mehr Sie Ihren Partner loben, desto eifriger bemüht er sich, Ihnen Freude zu machen, und desto mehr Grund zur Freude haben Sie. Loben können Sie lernen. Ermutigen Sie Ihren Partner, seufzen Sie wohlig oder zeigen Sie durch Bewegungen, dass Sie bekommen, was Sie wollen.

● **Versuchen Sie, nicht zu kritisieren.** Loben Sie den Partner, wenn er es richtig macht, anstatt seine Fehler zu kritisieren. Wenn er zu schnell oder zu fest massiert, sagen Sie ihm, was Sie wollen. Oft sind die Ergebnisse mager, weil die Partner sich über den kleinsten Fehler beschweren. Seien Sie sanft zueinander.

● **Besprechen Sie das Erlebnis.** So wird es für Sie »real«. Fassen Sie zusammen, was Sie gefühlt haben, damit Sie wissen, was der Partner wiederholen oder künftig vermeiden sollte. Ein Gespräch macht das Erlebnis zu einem einzigartigen Bestandteil Ihres Liebeslebens. Viele Leute sagen, es falle ihnen schwer, hinterher selbst über sehr schöne Empfindungen zu reden; aber die Erfahrung zeigt, dass es wirklich nützlich ist. Und es erleichtert Ihnen die Kommunikation über alle Dinge des Lebens.

Legen Sie einen Bewertungsmaßstab fest

Da die sexuelle Erregung fast unwiderstehlich ist und wir den Sex nicht gerne analysieren – nach dem Motto: »Einem geschenkten Gaul schaut man nicht ins Maul« –, fällt es uns oft schwer einzuschätzen, wie erregt wir waren. Dann wissen wir aber auch nicht, ob das, was wir oder der Partner getan haben, eine Wirkung hatte.

Ich finde es hilfreich, eine Skala von 1 bis 5 zu verwenden, damit Sie Ihre Lust jederzeit ziemlich genau bewerten können. Nach einigen Monaten können Sie die Skala verlängern, weil Ihre Erregung zunimmt und Ihre Orgasmen heftiger werden.

Dieser Trick hat praktischen Wert für Sie als Geber und Empfänger, weil Sie Ihrem Partner immer sagen können, wo Sie stehen, und weil Sie feststellen können, wo er steht. Denken Sie aber daran, dass seine 3 nicht Ihre 3 ist! Liebende, die sich lange und gut kennen, haben jedoch gelernt, einander richtig einzuschätzen, und das gibt dem Empfänger die Gewissheit, verstanden zu werden.

Inspirierende Atmung

Wir müssen atmen, damit wir leben können; aber die Atmung ist viel mehr als ein Austausch von Sauerstoff und Kohlendioxid. Mein Interesse an diesem Thema hat im Laufe der Jahre zugenommen.

Das Wort »Inspiration« hat zwei bemerkenswerte Bedeutungen. Es bezeichnet sowohl eine besondere schöpferische Aktivität als auch – im medizinischen Sprachgebrauch – die Einatmung. Auch unser Fremdwort »spirituell« ist mit dem lateinischen Wort für »atmen« verwandt. Es ist also kein Wunder, dass dieses Thema so inspirierend ist!

Wenn ich Menschen nach dem Sitz ihres Geistes oder ihrer Seele frage, zeigen fast alle auf ihre Brust und deuten damit an, dass die Atmung irgendwie mit dem Geist oder der Seele zusammenhängt. Manche Buddhisten verbringen jahrelang viele Stunden am Tag damit, sich auf die Atmung zu konzentrieren, weil sie dadurch tiefe Einsichten in die Natur des Lebens gewinnen. Außerdem genießen sie diesen meditativen Zustand.

Das Wort Chi (siehe Seite 12–13) ist vom chinesischen Wort für Atmung oder Luft abgeleitet, und für die alten chinesischen Philosophen war die Atmung eine Kommunikation mit der universellen Energie. Heute, im 21. Jahrhundert, wissen wir, dass der Sauerstoff, den ein Baum auf der anderen Seite der Erde erzeugt, in unsere Lungen gelangt, den Stoffwechsel in Gang hält und in einem ganz realen Sinn ein Teil von uns wird. Es ist also kein Humbug zu behaupten, dass alles mit allem zusammenhängt, sondern eine praktische Erkenntnis, die heute vielleicht noch überzeugender klingt als vor 3000 Jahren, als die Menschen fast nichts über Biochemie und globale Ökologie wussten.

Atmung und Sex

Taoisten und Tantriker halten den Liebesakt im Wesentlichen für einen Teil der Atmung: Wir atmen – wörtlich und im übertragenen Sinn – sexuelle Energie in den Körper und die Seele des Partners. Man braucht Jahre, um das zu lernen, aber die Idee drückt eine bedeutsame Wahrheit aus: Die tiefste Vereinigung ist seelischer Art; sie ist eine Hingabe an den Partner, die niemand sonst erbringen kann.

Wenn Sie beide sehr erregt sind und im gleichen Rhythmus atmen und der Penis in die Vagina eindringt, sollten Sie sich vorstellen, wie Energie vom Penis in die Vagina und zurück fließt. Lenken Sie die sexuelle Energie des Partners aus Ihrem Becken hinauf in den Kopf. Das geht leichter, wenn Sie die Becken- und Gesäßmuskeln anspannen. Lassen Sie die Energie dann in einem liebevollen Kreislauf in den Partner zurückfließen.

Viele Männer spüren es sofort, wenn die Partnerin ihnen diese Energie vorenthält, und meiner Erfahrung nach ist diese Verweigerung (bei ihm oder ihr) die Ursache für viele enttäuschende sexuelle Erlebnisse. Viele Paare erleben nie sexuelle Glückseligkeit, weil sie verspannt sind und ihre Seelen nicht öffnen.

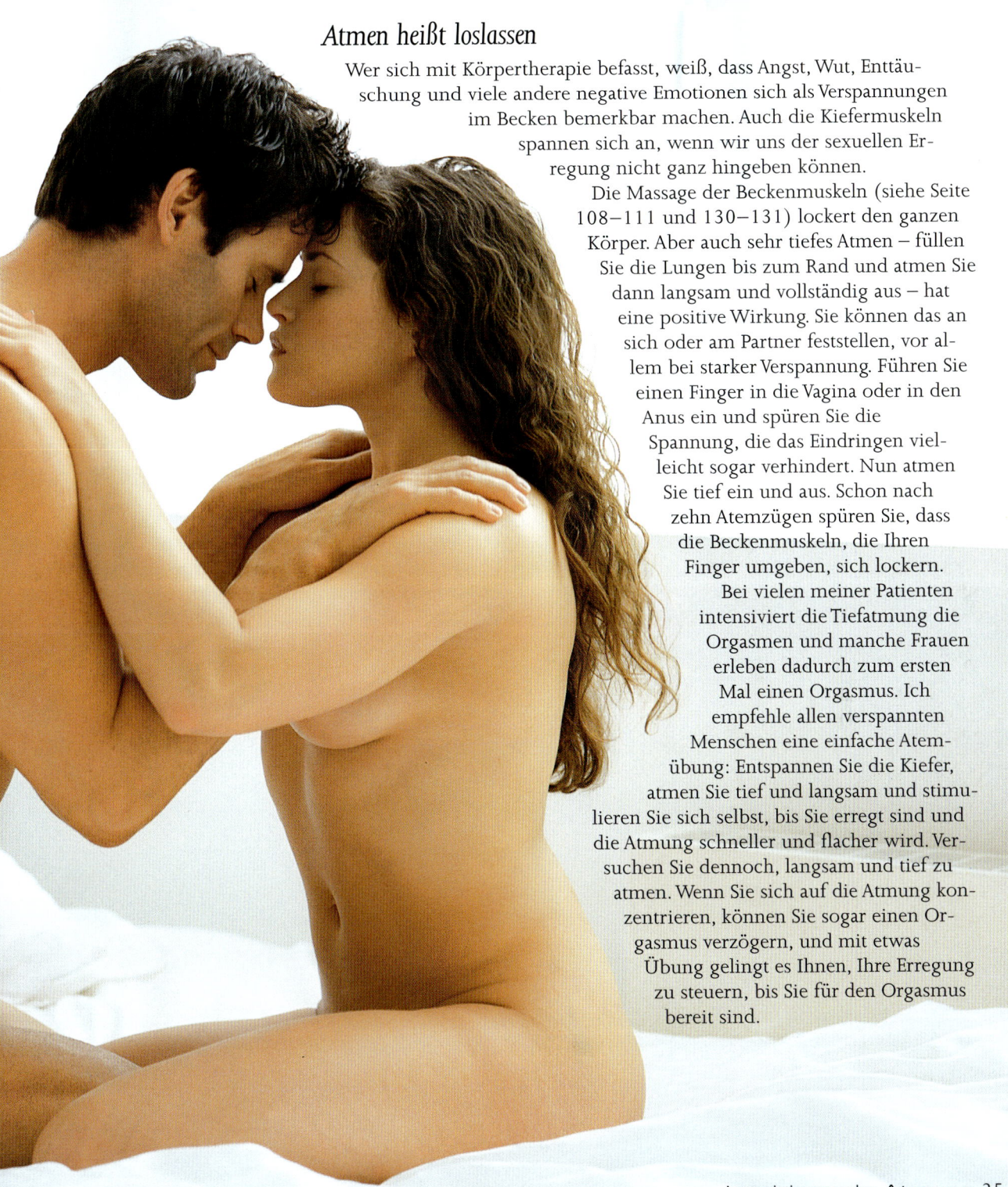

Atmen heißt loslassen

Wer sich mit Körpertherapie befasst, weiß, dass Angst, Wut, Enttäuschung und viele andere negative Emotionen sich als Verspannungen im Becken bemerkbar machen. Auch die Kiefermuskeln spannen sich an, wenn wir uns der sexuellen Erregung nicht ganz hingeben können.

Die Massage der Beckenmuskeln (siehe Seite 108–111 und 130–131) lockert den ganzen Körper. Aber auch sehr tiefes Atmen – füllen Sie die Lungen bis zum Rand und atmen Sie dann langsam und vollständig aus – hat eine positive Wirkung. Sie können das an sich oder am Partner feststellen, vor allem bei starker Verspannung. Führen Sie einen Finger in die Vagina oder in den Anus ein und spüren Sie die Spannung, die das Eindringen vielleicht sogar verhindert. Nun atmen Sie tief ein und aus. Schon nach zehn Atemzügen spüren Sie, dass die Beckenmuskeln, die Ihren Finger umgeben, sich lockern. Bei vielen meiner Patienten intensiviert die Tiefatmung die Orgasmen und manche Frauen erleben dadurch zum ersten Mal einen Orgasmus. Ich empfehle allen verspannten Menschen eine einfache Atemübung: Entspannen Sie die Kiefer, atmen Sie tief und langsam und stimulieren Sie sich selbst, bis Sie erregt sind und die Atmung schneller und flacher wird. Versuchen Sie dennoch, langsam und tief zu atmen. Wenn Sie sich auf die Atmung konzentrieren, können Sie sogar einen Orgasmus verzögern, und mit etwas Übung gelingt es Ihnen, Ihre Erregung zu steuern, bis Sie für den Orgasmus bereit sind.

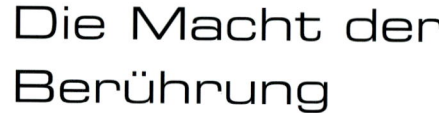

Die Macht der Berührung

Bei den weitaus meisten menschlichen Interaktionen ist der Körperkontakt gering, und wenn er sich nicht vermeiden lässt, versuchen wir, ihn so einzuschränken, dass wir uns dabei wohlfühlen. Es gibt ungeschriebene »Berührungsregeln«. Nehmen wir beispielsweise an, Ihr Schwiegervater streichelte Ihren Oberschenkel. Das würden Sie bestenfalls als unangemessen und peinlich empfinden – und schlimmstenfalls als völlig unakzeptabel. Selbst wenn sich Ihnen jemand in einem überfüllten Bus zu sehr nähert, fühlt sich das »falsch« an.

Anders ist es, wenn Sie einem Menschen begegnen, den Sie mögen. Zuerst schütteln Sie einander die Hand (das gilt bei fast allen Frauen und Männern als unverfänglich), dann umarmen, küssen und liebkosen Sie einander, und zum Schluss berühren Sie die Genitalien des Partners und vereinigen sich mit ihm. Doch selbst wenn Sie beim Sex »angekommen« sind, geben Sie andere Formen der Berührung nicht auf – sonst wäre dieses Buch überflüssig. Auch Liebende setzen ihre Entdeckungsreise Jahr für Jahr fort.

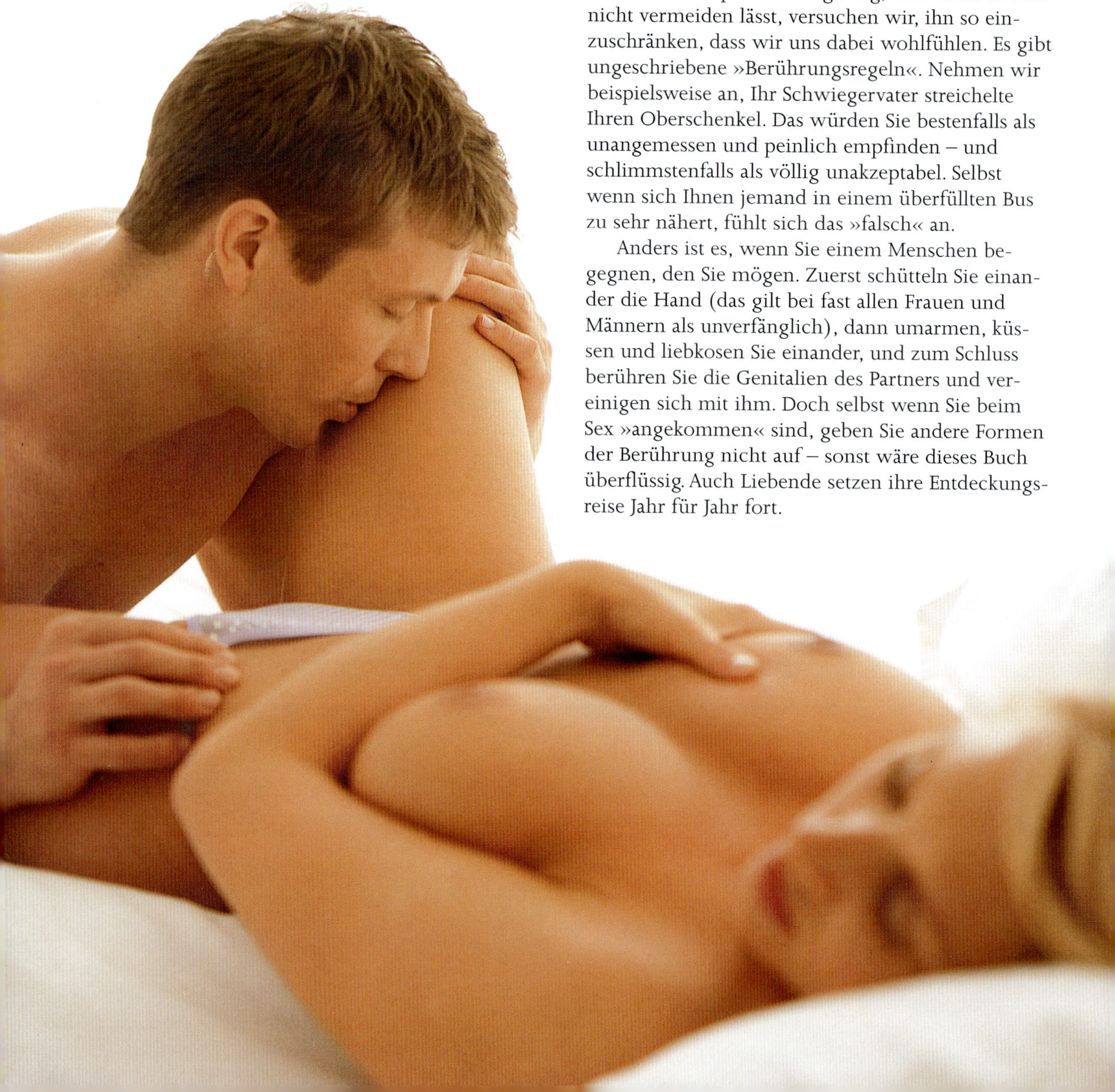

Doch fast alle »Berührungsregeln« wurzeln tief in unseren unbewussten Erinnerungen aus der frühen Kindheit, die meiner Erfahrung nach unser Liebesleben bestimmen. Was bei einem Menschen eine erogene Zone ist, ist beim anderen tabu – und so weiter. Wenn Sie oder Ihr Partner einen bestimmten Körperteil mit starken Gefühlen verbinden, liegt die Ursache wahrscheinlich in Ihrer Kindheit verborgen.

Im Laufe der Jahre habe ich beim Handauflegen die sonderbarsten Reaktionen beobachtet. Anfangs war ich erstaunt darüber, wie heftig manche Menschen auf die behutsamste Berührung reagieren. Aber genau diese Reaktionen veranlassten mich, tiefer in die Psychotherapie einzudringen.

Die meisten Ärzte und Psychologen, die ihre Patienten bei der Arbeit nicht berühren, können kaum glauben, wie viele wertvolle Aufschlüsse die unbewussten Reaktionen auf Berührungen uns geben. Auch Sie sollten genau wissen, was vorgeht, und auf die kleinsten Veränderungen achten. Das ist anfangs schwierig, vor allem wenn der Partner auf Berührungen nervös reagiert. Halten Sie dann inne und versuchen Sie herauszufinden, was los ist. Sehr wahrscheinlich kann der Partner es Ihnen nicht sagen, weil viele Emotionen aus einer Zeit stammen, als er noch nicht sprechen konnte. Halten Sie ihn einfach fest und lassen Sie Liebe in ihn strömen, wenn er weint, zittert, seufzt, lacht oder kreischt. Für den Partner da zu sein ist die beste Therapie. Wenn die Probleme zu groß sind, konsultieren Sie einen Therapeuten.

Die erogenen Zonen

Der Geist ist meiner Meinung nach die größte erogene Zone. Gedanken, Fantasien, Träume und Wachträume prägen den Geist. Und der Geist – diese einzigartige Kombination aus Erfahrungen und Gehirnfunktionen – sagt Ihnen, dass Ihr Partner sexy ist. Wenn Sie seinen Körper zu erforschen beginnen, sind Sie bereits erregt. Dieser Vorgang ist natürlich eng mit hochwirksamen chemischen Lockstoffen verbunden, von denen heute einige genauer untersucht werden. Ja, die körperliche Anziehung hat etwas mit Chemie zu tun! Aber was wirklich dahintersteckt, wird uns wohl noch viele Jahre lang ein Rätsel bleiben.

Im Allgemeinen reagieren Frauen deutlicher auf Berührungen als Männer, weil bei ihnen fast der ganze Körper eine erogene Zone ist. Das liegt vermutlich daran, dass die Folgen eines Geschlechtsaktes für Frauen so groß sein können. Darum wollen sie für sexuelle Kontakte entweder sofort reich belohnt werden oder sie verzichten darauf.

Alle Menschen werden sexuell erregt, wenn jemand ihren Mund, ihre Genitalien oder den Analbereich stimuliert. Bei Männern sind die Lippen, die Brustwarzen und der Bereich, den die Unterhose bedeckt, am empfindlichsten. Allerdings kann fast jeder Körperteil sexuelle Empfindungen auslösen, wenn der richtige Partner ihn richtig stimuliert. Sie werden sehen, dass die Ohren, die Brüste (vor allem die Brustwarzen), die Innenseite der Arme und Beine und der Nacken auf zarte Berührungen stark ansprechen. Und wenn sich beim Sex auch die Seelen vereinigen, kann der ganze Körper eine große erogene Zone werden.

Innere und äußere Orgasmen

Der Orgasmus ist fast etwas Spirituelles. Wenn Sie hundert Menschen fragen, was sie beim Orgasmus empfinden, bekommen Sie hundert verschiedene Antworten.

Es gibt Miniorgasmen und es gibt intensive, mystische, explosive, einzelne und mehrfache Orgasmen mit oder ohne Ejakulation (bei beiden Geschlechtern), und sie können Sekunden oder Stunden dauern und von der Klitoris, den Genitalien als Ganzem oder sogar dem ganzen Körper ausgelöst werden. An manchen sind die Genitalien gar nicht beteiligt oder sie spielen sich sogar außerhalb des Körpers ab.

Als ich in den Achtzigerjahren mit einem anderen Therapeuten zusammenarbeitete, stellten wir eine Liste von über hundert Orgasmustypen bei Frauen zusammen. Einige davon gingen nicht von den Genitalien aus. Manche Frauen erlebten den Höhepunkt, wenn sie die Stimme ihres Liebsten am Telefon hörten, andere, wenn sie sich fürchteten, bei einer Fußmassage oder sogar beim Kämmen. Einige wenige konnten fast ohne körperliche Stimulierung durch Fantasien einen Orgasmus auslösen.

Männer finden das alles etwas abstrus, weil sie im Vergleich mit Frauen weniger erogene Zonen haben. Aber Frauen sind eben vielseitiger, was Sex betrifft. Einige Frauen erregt fast alles, wenn die Umgebung, die Gefühle und die Stimulation stimmen.

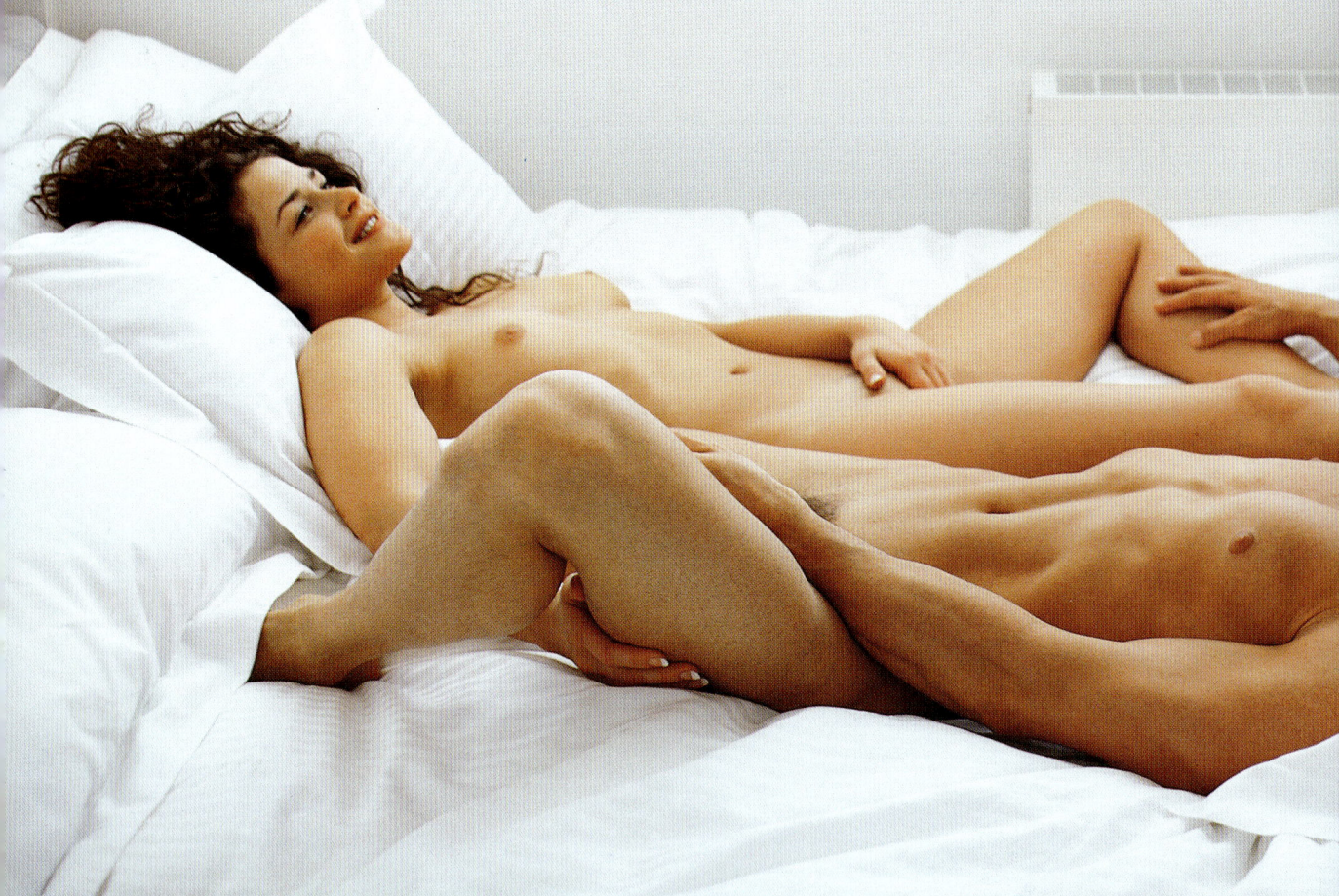

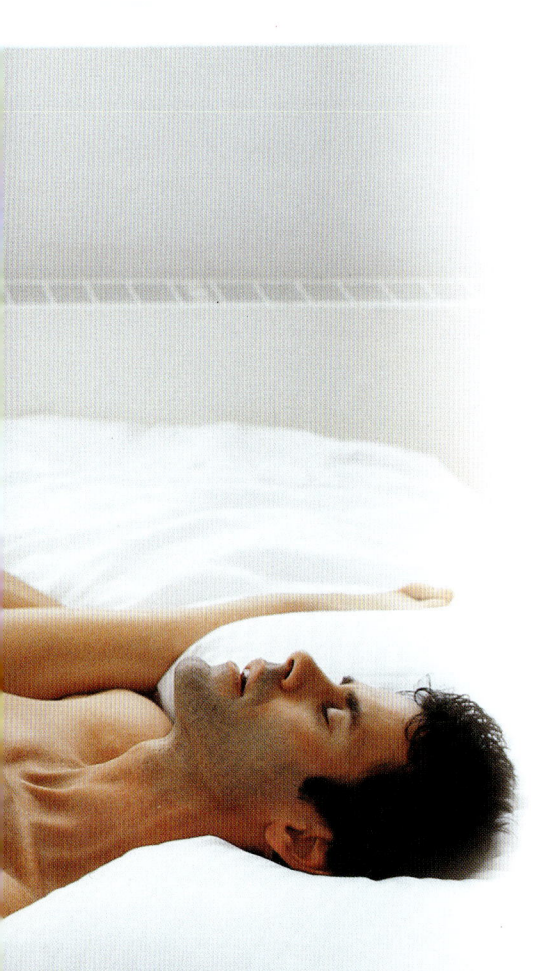

Eine Leiter in den Himmel

Bei beiden Geschlechtern gleicht der Orgasmus dem Treppensteigen. Schritt für Schritt sammeln sich zunehmend stärkere Nervenreize an, bis ein nicht mehr zu überbietender Gipfel erreicht ist. Eingeleitet wird dieser Prozess durch die Stöße des Penis in der Vagina, einen Vibrator und/oder schnelle Bewegungen der Hand, begleitet von rhythmischen Kontraktionen der Schenkelmuskeln und anderer Muskeln.

Frauen, die den Orgasmus selten oder nie erreichen, müssen dieses Stufenprinzip verstehen. Meist fehlt es ihnen nämlich an einer ausreichenden, stetigen Stimulation, die sie zum Höhepunkt führen könnte. Vielen Männern ist das zu langweilig oder sie wissen nicht, was sie tun sollen, und viele Frauen sind zu schüchtern oder wissen nicht, wie sie den Partner anleiten sollen. Die meisten Frauen lernen durch Masturbation, was gut für sie ist, und darum ist diese Methode so nützlich (siehe Seite 56–59).

Orientalische Einsichten

Im Taoismus und im Tantra ist der Orgasmus nicht nur ein körperliches Phänomen, sondern eine Wirkung des Chi (siehe Seite 12–13).

Die Hoden oder Ovarien erzeugen sexuelle Energie, die der Körper entweder ausstoßen oder wieder verwerten kann. Am »äußeren Orgasmus« sind nur die Genitalien beteiligt und die Energie verpufft bei beiden Geschlechtern in Form von Flüssigkeiten. Wir brauchen lange, um diese Energie aufzubauen, und nur Sekunden, um sie zu entladen. »Innere Orgasmen« leiten die Energie durch die Nerven und Meridiane in den Körper zurück und kräftigen ihn dadurch. Mit etwas Übung können wir sie verlängern und intensivieren.

Ein optimaler Orgasmus setzt nach taoistischer Auffassung voraus, dass wir uns körperlich, seelisch und geistig mit dem Partner verbinden, um ein Maximum an sexueller Energie zu erzeugen und diese Energie in beiden Körpern kreisen zu lassen. Aber Sie müssen keine Taoisten sein, um in einem wahrhaft spirituellen Geschlechtsakt miteinander zu verschmelzen. Viel mehr Paare im Westen könnten diesen Seelenkontakt erleben, wenn sie sich mehr auf die Einheit konzentrieren würden anstatt auf den üblichen egozentrischen und zielorientierten Sex. Ich hoffe, dieses Buch hilft Ihnen auf dieser Reise.

Die männlichen Geschlechtsorgane

Der Penis

Jeder Mann ist einzigartig, was Größe, Aussehen und »Charakter« seines Penis betrifft. Frauen, die ihren Partner seit Langem kennen, und erfahrene Therapeuten können einen Mann allein anhand seines Gliedes identifizieren, so wie Fußpfleger ihre Kunden an den Füßen erkennen.

Viele Männer machen eine Menge Aufhebens um ihren Penis. Das ist kein Wunder, da ein Geschlechtsverkehr ohne Erektion unmöglich ist. Deshalb sind fast alle Männer ein wenig leistungsorientiert, manche sogar ängstlich. Über die Größe wird viel geredet, aber wenn ein Penis nicht besonders klein ist, spielt sie für die meisten Frauen keine große Rolle. Sie mögen zwar oft einen dicken Penis, doch die Länge ist nicht so wichtig. Ein zu langer Penis ist für die durchschnittliche Frau eher unangenehm.

Manch ein Patient gesteht mir, dass er sich Sorgen macht, wenn er eine neue Partnerin hat – vielleicht mag sie seinen Penis nicht oder sie vergleicht ihn mit dem Glied eines früheren Partners. Es kommt vor, dass Männer sich deshalb nicht massieren lassen wollen, sehr zum Erstaunen und zur Enttäuschung ihrer Partnerin.

Wenn Ihr Partner schüchtern oder empfindlich ist, was seinen Penis anbelangt, sollten Sie ihm zeigen, wie sehr sie sein Glied mögen. Zu wenige Frauen loben den Penis ihres Partners und viele Männer trauen sich nicht zu fragen, wie er ihnen gefällt – sie fürchten sich vor einer negativen Antwort. Oft kennen sie den erigierten Penis anderer Männer nur von Videos und nehmen nun an, sie seien so schwach ausgestattet, dass ihre Partnerin über sie die Nase rümpft oder gar keinen Sex mit ihnen haben will. Das ist natürlich Unsinn.

Die äußere Erscheinung

Der Penis besteht aus der Eichel, dem Schaft und der Wurzel (im Körperinneren). Bei einem unbeschnittenen Mann wird die Eichel von einer Vorhaut bedeckt, die sich zurückziehen lässt, mehr als jede andere Haut des Körpers.

Die Vorhaut ist bei der Stimulation und beim Geschlechtsakt sehr wichtig, denn die dabei empfundenen Reize werden von ihr, von einem kleinen Band namens *Frenulum praeputii* an der Unterseite der Eichel und von der Eichel selbst ausgelöst. Außerdem trägt die Vorhaut eine Menge zur Lust beider Partner bei. Da sie beim Sex in der Vagina bleibt, kann die natürliche Gleitflüssigkeit der Frau nicht draußen verdunsten, sodass Sex ohne künstliches Gleitmittel mehr Spaß macht.

Die Vorhaut ist also kein nutzloses Anhängsel, wie viele Ärzte behaupten. Darum sollte man sie nicht entfernen, außer bei ernsten medizinischen Problemen. Beim durchschnittlichen beschnittenen Mann (das sind heute die meisten Amerikaner) hat die Haut, die beim Beschneiden verloren geht, ursprünglich den halben Penis bedeckt!

Die Innenansicht

Im Penis befinden sich drei Schwellkörper. Wenn das Glied schlaff ist, sind das schwammige Zylinder; aber wenn der Mann erregt ist, füllen sie sich mit Blut und werden steif. Einer dieser Zylinder (*Corpus spongiosum*) sitzt an der Unterseite des Penis; er umgibt die Harnröhre und endet an der Eichel. Die beiden anderen (*Corpora cavernosa*, Singular *Corpus cavernosum*) befinden sich an den beiden Seiten des Gliedes. Etwa ein Zentimeter unterhalb der Stelle, wo die Corpora cavernosa in die Eichel übergehen, liegt die männliche Klitoris, die sehr empfindlich auf Druck und Schwingungen reagiert.

Durchs Zentrum beider Corpora cavernosa läuft eine der beiden Hauptarterien des Penis. Das Blut fließt durch oberflächliche Venen aus dem Glied ab. Die Corpora cavernosa sind im Penis verwurzelt, tief im Körper, sodass das erigierte Glied nicht sinken kann. Eine Bindegewebsschicht hüllt die Schwellkörper ein und hält alles zusammen. Darüber liegt eine dünne Haut. Da die beiden Äste der Wurzel, die den Penis im Becken verankern, eine Fortsetzung der Schwellkörper sind und letztlich in die Klitoris auf der Eichelspitze übergehen, ist es überaus angenehm, wenn sie gestreichelt oder gerieben werden.

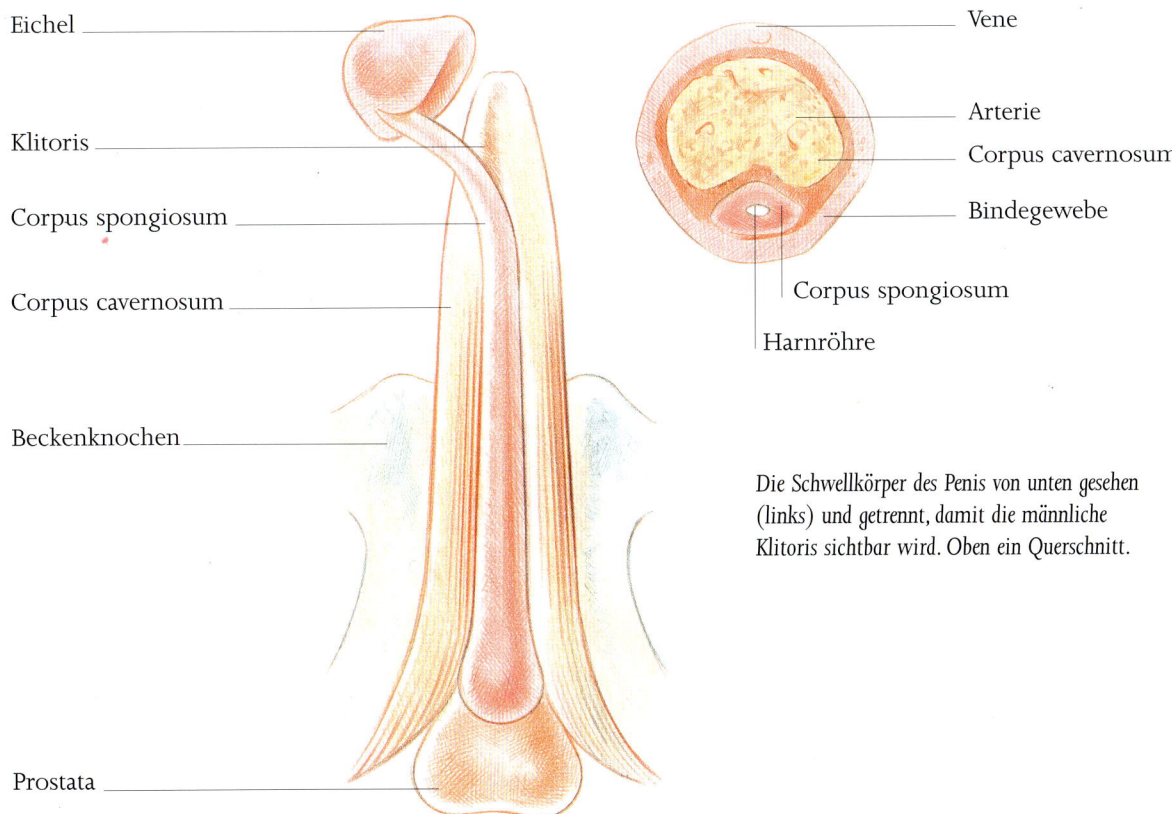

Eichel
Klitoris
Corpus spongiosum
Corpus cavernosum
Beckenknochen
Prostata

Vene
Arterie
Corpus cavernosum
Bindegewebe
Corpus spongiosum
Harnröhre

Die Schwellkörper des Penis von unten gesehen (links) und getrennt, damit die männliche Klitoris sichtbar wird. Oben ein Querschnitt.

Wenn ein Mann sexuell erregt ist (körperlich oder mental), senden die Nerven Signale zur Wirbelsäulenbasis und von dort zum Penis, wo sie die Arterien weiten und die Venen zusammenziehen. Dann fließt mehr Blut hinein als hinaus; der Penis schwillt an und wechselt die Farbe.

Das Gehirn kann diesen Prozess fördern oder hemmen. Gedanken an Sex unterstützen die Erektion, und viele andere Einflüsse können sie verhindern. Manchmal kann das Unterbewusstsein die Nervenbahnen so stark beeinflussen, dass der Penis nicht reagiert, selbst wenn er genügend stimuliert wird und der Mann eine Erektion will.

Nach dem Orgasmus erschlafft der Penis wieder und es dauert meist eine Weile, bis eine neue Erektion möglich ist – bei jungen Männern vielleicht nur ein paar Minuten, bei Männern über 60 bis zu einem Tag. Natürlich ist das bei jedem Mann anders.

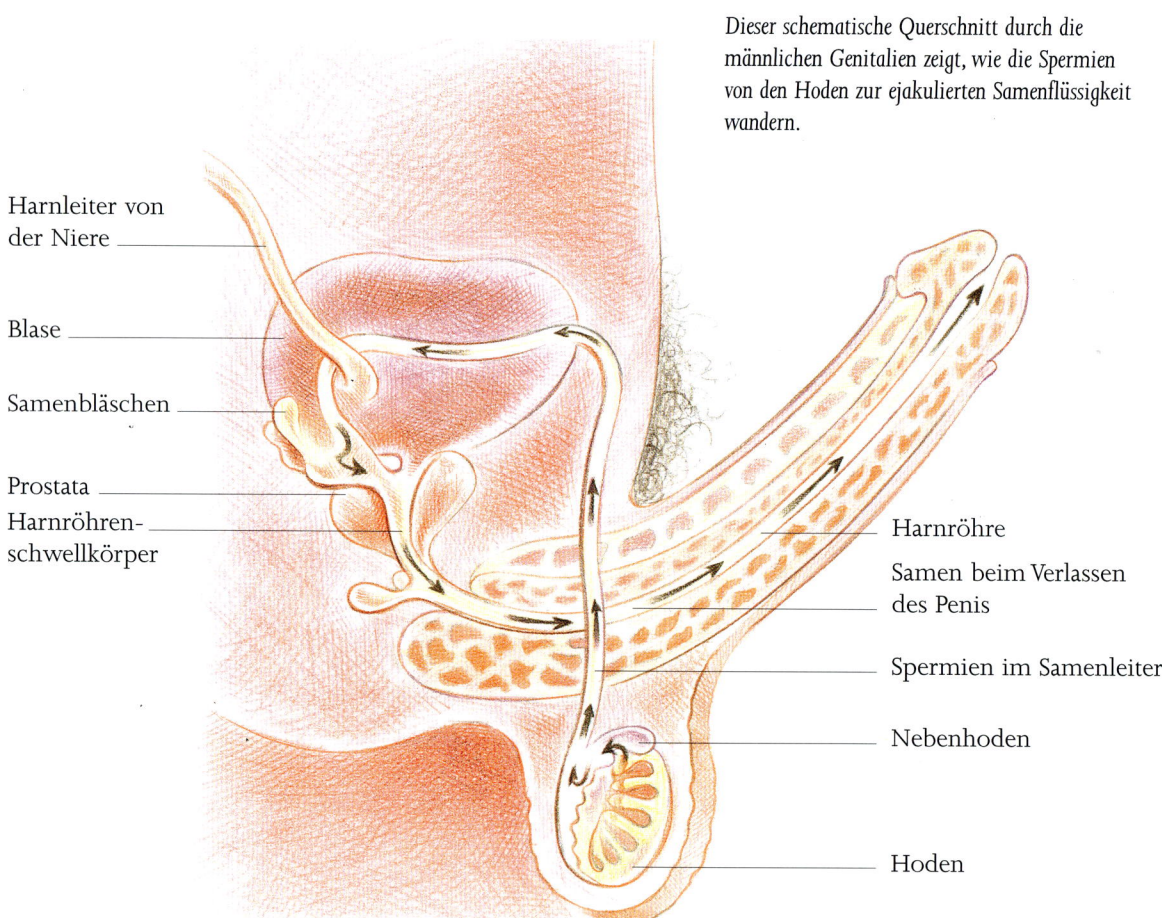

Dieser schematische Querschnitt durch die männlichen Genitalien zeigt, wie die Spermien von den Hoden zur ejakulierten Samenflüssigkeit wandern.

Harnleiter von der Niere

Blase

Samenbläschen

Prostata

Harnröhren-schwellkörper

Harnröhre

Samen beim Verlassen des Penis

Spermien im Samenleiter

Nebenhoden

Hoden

Hodensack und Hoden

Zwischen den beiden Ästen der Peniswurzel hängen außen am Körper die Hoden oder *Testes*. Sie befinden sich in einem runzligen Hautbeutel, der Hodensack oder *Skrotum* heißt. Die Lage der Hoden wird von den Muskeln im Skrotum bestimmt, die sich kontrahieren und die Hoden nach oben ziehen, wenn es kalt ist, und sich lockern, wenn es heiß ist, sodass die Hoden sinken.

Jeder Hoden besteht aus hunderten von kleinen Lappen, von denen jeder stark gewundene Röhrchen mit unreifen Spermien enthält. Die Hoden erzeugen nicht nur Spermien, sondern auch männliche Hormone. Eine Hodenmassage steigert nachweislich den Testosteronspiegel des Blutes (siehe Seite 138–139).

Spermien bilden und entwickeln sich in jedem Hoden und gelangen dann in die Nebenhoden, die oben auf den Hoden sitzen. Dort reifen sie und werden beweglich. Dann wandern sie durch den Samenleiter (*Vas deferens*) aus dem Skrotum in die Bauchhöhle. Diese Samenleiter werden bei einer Vasektomie abgeschnürt. Aus den weiten Endabschnitten (*Ampullae*) der Samenleiter wandern die Spermien in die Samenbläschen, wo sie gespeichert werden.

Ein Mann hat also in der Regel eine Menge Spermien, die für die Ejakulation bereit sind, obwohl das einzelne Spermium Wochen bis zur Reife braucht. Die Spermien »stehen Schlange«, bis sie an der Reihe sind, ausgestoßen zu werden. Der »Samen« besteht jedoch zu 90 Prozent aus Prostataflüssigkeit und anderen Flüssigkeiten, die in den inneren Geschlechtsorganen gebildet werden.

Prostata und G-Punkt

Die Prostata sitzt an der Basis der Harnblase, dort, wo die Harnröhre austritt. Sie hat etwa die Größe einer Walnuss und produziert eine Nährlösung für die Spermien, die bei der Ejakulation durch die Prostata hindurchfließen. Was man als G-Punkt des Mannes bezeichnet, sind die empfindlichen und sexuell stimulierenden Teile der Drüse. Diese kann man von außen massieren (siehe Seite 114–115), aber auch, indem man einen Finger in den Enddarm einführt (siehe Seite 116).

Wenn ein Mann den Orgasmus erreicht, kontrahieren sich die Beckenmuskeln in der Umgebung der Samenbläschen, der Prostata und der Nebenhoden kräftig und die in den inneren Organen gebildeten Flüssigkeiten vermischen sich vor der Ejakulation. Der Druck des Samens im ersten Teil der Harnröhre ist überaus angenehm, und diesen Druck zusammen mit den rhythmischen Kontraktionen der Muskeln in der Umgebung der Prostata bezeichnen die meisten Männer als Orgasmus.

Viele Männer werden erregt, wenn man ihren Anus und den Enddarm stimuliert. Der Anus enthält viele Nervenenden und Blutgefäße, die bei der Erregung anschwellen (siehe Seite 108). Viele Männer finden es besonders aufregend, wenn diese »verbotene« Region stimuliert wird, und manche testen damit bewusst oder unbewusst die Partnerin: »Wenn sie das für mich tut, liebt sie mich wirklich.«

Die weiblichen Geschlechtsorgane

Die Vulva

Im Gegensatz zu den Männern, die offenbar von der Wiege bis ins Grab von ihren äußeren Geschlechtsorganen fasziniert sind, ignorieren die meisten Frauen im Westen »das da unten«. Viele schauen sich ihre Genitalien nie genau an und die meisten kennen ihre genaue Funktion nicht. Darum amüsiert es mich, wenn Frauen sich in meiner Praxis darüber beklagen, dass ihre Partner so wenig über den weiblichen Körper wissen.

Wie der Penis ist auch die *Vulva* (so heißen die äußeren weiblichen Genitalien) so einzigartig wie ein Gesicht. Sie gleicht nur sehr selten den Genitalien, die wir in Büchern und Zeitschriften sehen. Das beunruhigt manche Frauen – sie fürchten, dass ein Merkmal, das ihnen beim Duschen oder Masturbieren auffällt, abnorm oder gar bösartig ist. Solche Ängste sind fast immer unbegründet, weil die Genitalien völlig normal sind.

Die weibliche Anatomie erschwert es den Frauen, ihre Genitalien genauer zu betrachten, und weil so viel innen verborgen ist, wissen sie oft nicht, wo ein Organ anfängt und endet. Diese Seiten sollen Sie bei Ihrer eigenen Entdeckungsreise unterstützen.

Die äußere Erscheinung bei leicht gespreizten Beinen

Wenn Sie die Genitalien einer Frau betrachten, die ihre Beine ein wenig spreizt, sind nur vier Strukturen sichtbar: der mit Schamhaaren bedeckte Venushügel, die großen Schamlippen (*Labia majora*), der Damm (zwischen *Anus* und *Vagina*) und der Anus. Die Vulva kann je nach Alter und Typ der Frau etwas nach unten (zum Anus hin) verschoben sein. Bei sehr schlanken Frauen liegt sie meist tiefer als bei pummligen.

Der Venushügel besteht hauptsächlich aus Fett, wahrscheinlich als Polster für das Schambein beim Geschlechtsakt. Weil dort viele Nerven enden, eignet sich diese Stelle vorzüglich zum Massieren. Die großen Schamlippen sind zwei Hautfalten, welche die inneren Teile der Vulva schützen und verbergen. Manchmal sind sie runzlig wie das Skrotum, und sie werden auch aus dem gleichen Teil des Embryos gebildet. Wenn eine Frau sexuell erregt ist, schwellen die großen Schamlippen an und werden rot, rosa, braun oder sogar schwarzbraun. Auch Damm und Anus sind reich an Nervenenden und Blutgefäßen und sprechen daher ebenfalls gut auf eine Massage an (siehe Seite 108–111 und 112–113).

Die äußere Erscheinung bei weit gespreizten Beinen

Spreizt eine Frau die Beine weit, werden noch mehr Organe sichtbar. Am besten sind die kleinen Schamlippen (*Labia minora*) erkennbar (siehe obere Abbildung). Trotz ihres Namens können sie viel größer sein als die so genannten großen Schamlippen, und bei vielen Frauen überragen sie diese. Spreizt man die kleinen Lippen (siehe untere Abbildung), sieht man, dass sie sich oben an der Eichel der Klitoris vereinigen. Da die inneren Lippen mit der Vorhaut der Klitoris verbunden sind, wird die Eichel beim

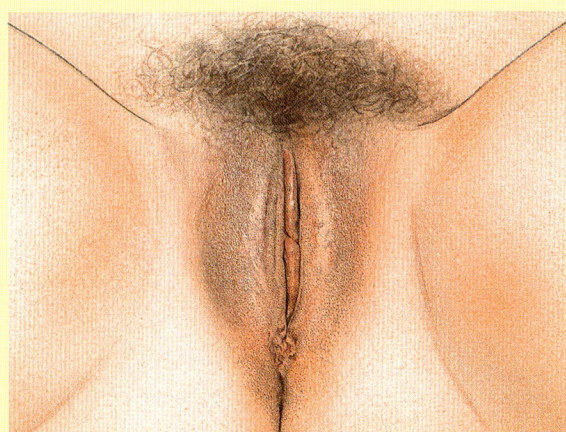

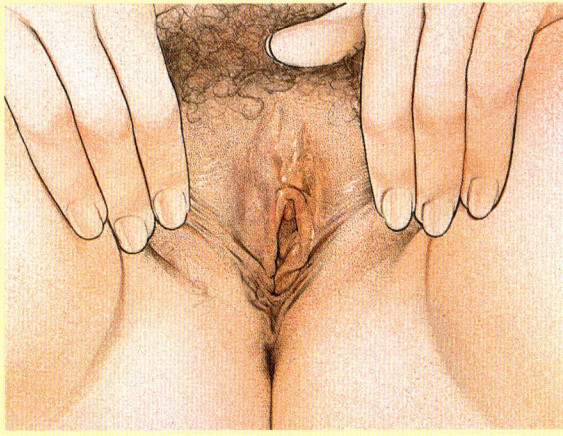

Geschlechtsakt durch die Stöße des Penis in der Vagina indirekt stimuliert. Dieser Reiz und die Reibung des Penis in der Vagina macht den Sex für eine Frau so erregend.

Die Eichel der Klitoris wird teilweise von einer Vorhaut bedeckt, die in die Haut am Schaft des Organs übergeht. Wie beim Mann lässt die Vorhaut sich zurückziehen, sodass die Eichel frei liegt. Eine kurze, dünne Klitoris kann eine lange, fleischige Vorhaut haben, und eine lange, dicke Klitoris kann eine kurze, dünne Vorhaut haben. Die Eichel besteht aus Schwellkörpern wie die Eichel des Penis.

Bei der erregten Frau wird die Eichel größer und empfindlicher. Anders als der Penisschaft bleibt sie jedoch weich. Sie ist extrem empfindlich, weil sie so viele Nervenenden enthält wie die Eichel des Penis, wenngleich in einem kleineren Volumen. Deshalb stimulieren viele Frauen bei der Masturbation die Klitoris indirekt. Der Schaft der Klitoris ist tastbar, wenn man mit einer Fingerspitze quer über die Eichel streicht. Der Rest der Klitoris liegt zum größten Teil im Becken (siehe Seite 36–37).

Knapp unterhalb der Klitoris befindet sich die Harnröhrenöffnung (*Urethra*), die ebenfalls sehr empfindlich ist. Darunter liegt die Öffnung der Vagina (Scheide), an deren Ränder manchmal kleine Hautfetzen zu sehen sind, Überreste des *Hymens*. Manchmal lässt sich unmöglich entscheiden, ob eine Frau jemals Geschlechtsverkehr hatte oder nicht.

Das Becken

Im Gegensatz zu einem verbreiteten Glauben ist die Vagina zwar eine Öffnung, aber keine klaffende Höhle. Ihre Wände liegen meist eng aneinander. Sie ist etwa 7,5 bis 10 Zentimeter lang, wird aber erheblich länger und am oberen Ende weiter, wenn die Frau erregt ist.

Wenn Sie einen Finger einführen, merken Sie, dass die Vagina nach hinten und oben führt. An der Vorderwand liegt der *G-Punkt*. Wenn Sie den Finger weiter einführen, spüren Sie etwas Starres in der Größe einer Nase mit einer Vertiefung in der Mitte. Dies ist der Gebärmutterhals, die Öffnung der Gebärmutter (*Uterus*), die sich während der Erregung erheblich weitet.

Die Fortpflanzungsorgane

Der Uterus ist ein muskuläres Organ, das ungefähr die Form und Größe einer Birne hat. Das spitze Ende zeigt nach unten zur Vagina und der Hals (*Zervix*) ist etwas angewinkelt. Die meisten Frauen haben beim Orgasmus angenehme Empfindungen im Uterus und im Zervix. Wie viel direkte Stimulation sie an diesen Stellen brauchen, ist sehr unterschiedlich. Manche finden sie unerträglich, andere können gar nicht genug davon haben.

Am oberen Teil der Vagina liegen an beiden Seiten die *Ovarien* (Eierstöcke). Sie sind schwer zu tasten, aber man kann sie erreichen. Manche Frauen genießen es, wenn die Ovarien stimuliert werden, aber den meisten gefällt es nicht oder sie merken nichts davon. Oben am Uterus befinden sich an beiden Seiten die Eileiter, die man nicht tasten kann, weil sie zu weit innen liegen. Die Eizellen wandern aus den Ovarien durch die Eileiter zum Uterus.

Die innere Klitoris

In den letzten Jahren wurden viele wichtige Entdeckungen über die weibliche Klitoris gemacht. Die äußere Klitoris haben wir auf Seite 35 besprochen. Sie ist bei Weitem der kleinste Teil des Organs. Die ganze Klitoris ist wahrscheinlich größer als der Penis. Stellen Sie sich ein umgekehrtes Y vor, dessen oberer Teil nach vorne gebogen ist – dies ist die wahre Form der Klitoris. Was die meisten Leute Klitoris nennen, ist nur die Spitze dieses oberen Teils.

Die Schenkel des Y erstrecken sich etwa 9 Zentimeter weit ins Becken hinein und sind mit den Beckenknochen verbunden. Sie gleichen den Ästen der Peniswurzel (siehe Seite 30–31), sind aber viel größer. Neben dem Y gibt es noch andere Teile der Klitoris, zum Beispiel zwei Vorhofschwellkörper an beiden Seiten der Scheidenöffnung, die in den großen Schamlippen verborgen sind.

Ein weiterer Teil der Klitoris umgibt die Harnröhre und heißt Harnröhrenschwamm. Man kann ihn in der vorderen Scheidenwand als G-Punkt ertasten (siehe Seite 126–127). Dass die Klitoris fixiert ist und sich zum weitaus größten Teil unter der Haut befindet, hat einen Nachteil: Man kann sie nur wenig stimulieren. Stellen

Sie sich vor, der Penis wäre mit dem Bauch verbunden und nur die Eichel wäre frei – dann wären Stoßbewegungen unmöglich. Der Vorteil ist, dass die Eichel jede Bewegung der Vorhaut nach unten spürt. Wenn der Penis sich also in der Vagina bewegt, stimuliert er die Klitoris indirekt, vielleicht sogar bis zum Orgasmus.

Schematische Darstellung der weiblichen Genitalien mit den verborgenen Teilen der Klitoris von der Seite (unten) und schräg von vorne gesehen (rechts). Sichtbar sind die kleineren Vorhofschwellkörper in den großen Schamlippen und die größeren, tieferen Klitorisschenkel, die mit dem Beckenknochen verwachsen sind.

Klitorisschenkel, tief mit dem Becken-knochen verwachsen

Klitorisschwellkörper in der großen Schamlippe

Beckenknochen

Eierstock

Eileiter

Uterus

Blase

Zervix

Muskelband

Schaft der Klitoris
Eichel der Klitoris

Harnröhre

Klitorisschwellkörper, dem Klitorisschenkel aufliegend

Öffnung der Vagina

Blutgefäße im Damm

Vagina

Der richtige Rahmen

Am wichtigsten ist die passende Stimmung, und die kann sich von Tag zu Tag und erst recht im Laufe der Jahre ändern. Natürlich können Sie einander im Freien massieren, wenn es warm genug ist und niemand Sie stört. Und eine »Schnellmassage« können Sie überall einschieben. Am besten ist das Ergebnis aber, wenn Sie sich mehr Gedanken über die Umgebung machen. Sie sollte romantisch, erotisch und liebevoll sein, und wenn Sie sich darum bemühen, zeigen Sie, wie fürsorglich Sie sind. In diesem Kapitel mache ich einige Vorschläge und beschreibe auf Seite 43 kurz, was Sie alles brauchen. Mit der Zeit werden Sie gewiss Ihre eigene Ausrüstung zusammenstellen.

Schalldämmung

Versuchen Sie, ein Zimmer zu finden, dessen Wände nur teilweise oder gar nicht an fremde Wohnungen grenzen. Wenn Ihr Zimmer dünne Wände hat, sollten Sie den Schall mit einer Holzverkleidung oder schweren Wandteppichen dämpfen. Holzfußböden sind derzeit große Mode, aber sie leiten den Schall sehr gut. Benutzen Sie, wenn nötig, einen Teppich. Musik kann Ihre Geräusche in gewissem Umfang überdecken.

Badezimmer

Viele Paare baden oder duschen vor der Massage gerne zusammen. Wenn Sie hinterher baden oder duschen, beseitigen Sie beim Abtrocknen den größten Teil des Öls. Ein angrenzendes Badezimmer ist großartig, aber es steht nicht immer zur Verfügung. Oder können Sie Ihr Haus umbauen?

Dekor

Es macht Spaß, darüber nachzudenken, wie Ihr intimster Raum aussehen soll. Nutzen Sie Möbel, Stoffe, Bilder und so weiter, um Ihre Beziehung zu vertiefen. Wie wäre es mit einigen erotischen Bildern oder Fotos an den Wänden?

Privatsphäre

Wenn Sie nicht allein im Haus sind, brauchen Sie ein Schloss an der Tür. Es ist schwer, sich zu entspannen, wenn man ständig fürchtet, von einem Kind oder jemand anderem gestört zu werden. Zusätzlich können Sie ein Schild mit der Bitte »Nicht stören!« an die Tür hängen – aber damit verraten Sie, womit Sie beschäftigt sind! Die meisten Paare massieren einander abends oder kurz vor dem Schlafengehen. Dann ist die Gefahr von Störungen zumindest etwas geringer, aber Sie sind wahrscheinlich müde. Manche Paare nutzen jede Gelegenheit während des Tages für eine Massage. Die Privatsphäre ist dann oft eher gewährleistet, und wenn Sie an nächtliche Liebesspiele gewöhnt sind, ist es eine aufregende Abwechslung.

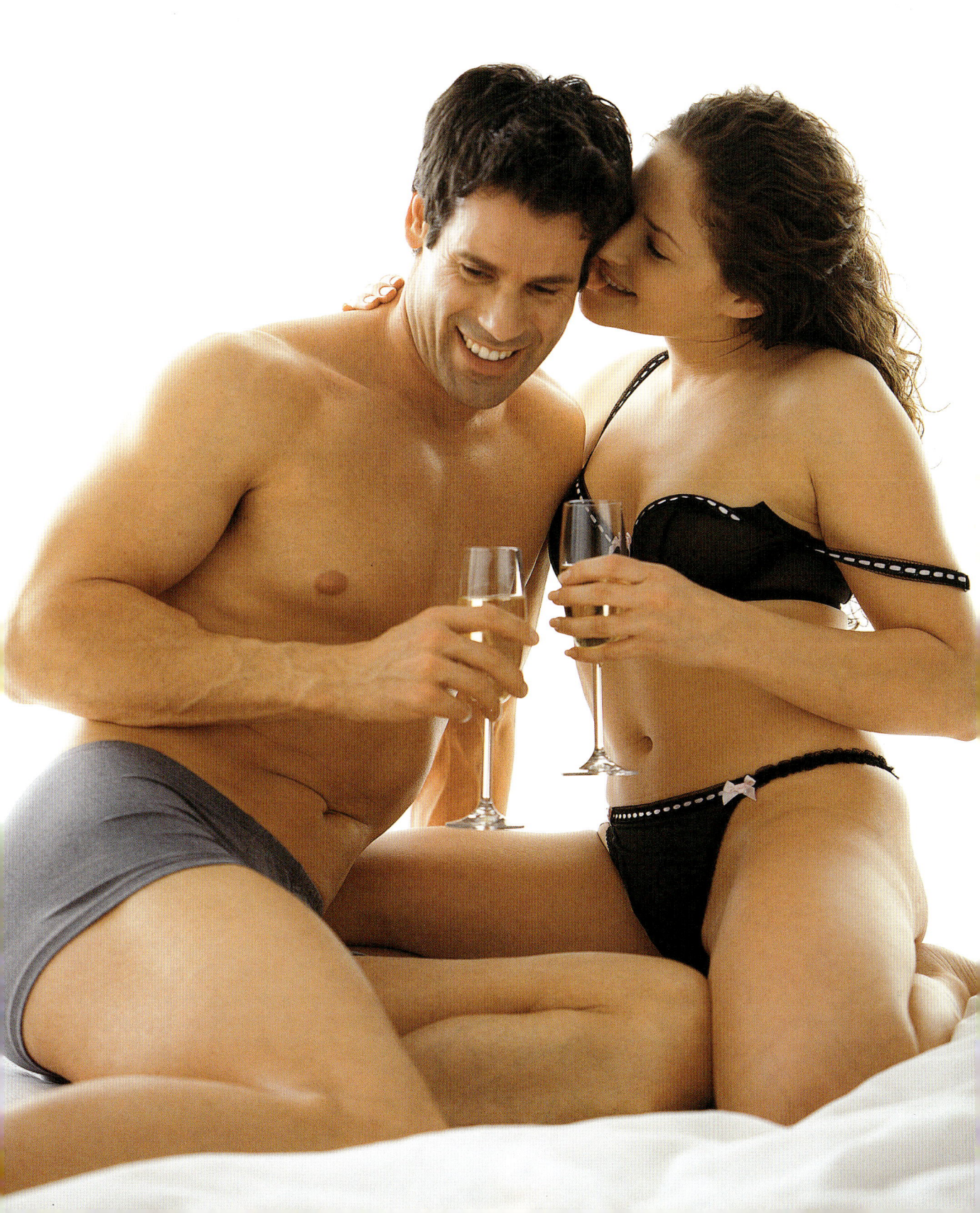

Unterbrechungen verhindern

Schalten Sie den Anrufbeantworter ein, wenn Sie einen haben, und stellen Sie die Handys ab. Nichts ist ärgerlicher als hartnäckiges Klingeln, wenn Sie gerade in Stimmung kommen. Oft ist es danach kaum möglich, die Gefühle wieder zu entfachen; außerdem zeugen klingelnde Telefone von schlechten Manieren, weil Sie Ihrem Partner damit zeigen, dass er Ihnen doch nicht so wichtig ist. Da wir unsere Handys heutzutage kaum jemals abschalten und nach Lärm aller Art süchtig sind, ist es eine wahre Freude, die äußere Welt gelegentlich auszusperren und sich ganz dem Partner zu widmen.

Beleuchtung

Die richtige Beleuchtung ist sehr wichtig. Grelles Licht von der Decke stört; am besten schaffen Sie sich Dimmer an. Die Nachttischlampe können Sie mit einem Tuch zudecken (es darf nicht die Glühbirne berühren, weil es sich sonst entzünden könnte!). Oder halten Sie einige schwache Glühbirnen zum Austauschen bereit. Kerzen sind romantisch; aber denken Sie immer an die Sicherheit.

Wenn Sie mit der erotische Massage erst beginnen, brauchen Sie allerdings viel Licht. Viele Frauen ziehen ein »romantisches« Halbdunkel vor, um sich entspannen zu können – vielleicht weil sie mit ihrem Körper nicht ganz zufrieden sind. Aber es ist gar nicht romantisch, wenn Sie die sexuelle Reaktion des Partners nicht sehen und nicht daraus lernen können; wenn Sie nicht sehen, was Sie tun, vor allem im Genitalbereich, wo Sie sehr behutsam massieren müssen; und wenn die Lust des Partners Sie nicht heiß macht, weil Sie nichts davon merken. Es lohnt sich also, sich als Paar über die Lichtverhältnisse zu einigen. Natürlich brauchen Sie keine Scheinwerfer, um die empfindlichsten Stellen des Partners so zu massieren, dass er sich wohlfühlt; aber solange Sie beide nicht wirklich geschickt sind, ist gute Beleuchtung anzuraten.

Manche Menschen wollen beim Orgasmus nicht beobachtet werden. Das verstehe ich; aber wenn es Ihnen ebenso geht, rate ich Ihnen, darüber mit dem Partner zu reden. Beginnen Sie bei fast vollständiger Dunkelheit und steigern Sie die Helligkeit allmählich, bis Sie sich wohlfühlen.

Heizung

Wärme kann der Schlüssel zur erotische Massage sein. Paare, die sich nicht um die Heizung kümmern, massieren einander vielleicht gar nicht, weil das Zimmer stets zu kalt ist, oder sie beeilen sich zu sehr, weil sie frieren. Auch die Muskeln verspannen sich, wenn man sie kalt massiert.

Die beste Lösung ist eine Zentralheizung, die Sie eine Stunde vor Ihrer intimen Stunde höher stellen. Viele Paare halten einen kleinen Heizlüfter bereit, damit sie das Zimmer schnell erwärmen können, wenn sie plötzlich Lust auf eine Massage haben. Sie können auch Körperteile des Partners, die Sie nicht massieren, zudecken. Achten Sie aber darauf, dass das Zimmer nicht zu warm ist. Ich höre oft Leute darüber klagen, sie seien während der Massage »ausgetrocknet«. Eine große Schale mit Wasser befeuchtet den Raum und verhindert, dass die natürlichen oder synthetischen Gleit-mittel zu schnell vertrocknen. Halten Sie auch ein Glas Wasser bereit, denn Massage kann durstig machen.

Der ganz private Schrank

Jedes Paar muss Sexspielzeug, Videos, erotische Bücher und Zeitschriften und der-gleichen sicher aufbewahren, damit sie nicht den Kindern oder anderen Familien-mitgliedern in die Hände fallen. Am besten ist ein verschließbarer Schrank.

Spiegel

Spiegel können ein sexy Zubehör im Zimmer sein und die erotische Massage inte-ressanter machen, weil Sie beide Seiten des Partners sehen. Da die Menschen jedoch sehr unterschiedlich auf Spiegel reagieren, müssen Sie vorher mit Ihrem Partner darüber sprechen. Viele Frauen schaudern bei dem Gedanken, sich während des Liebesspiels im Spiegel zu sehen, weil die Unzufriedenheit mit ihrem Körper ihnen die Freude verdirbt. Männer genießen Spiegel mehr als Frauen – vor allem deshalb, weil sie die Frau beobachten wollen, nicht sich selbst! Ein guter Kompromiss wäre ein großer Standspiegel, den man so einstellen kann, dass man nur sieht, was man sehen will. Über Deckenspiegel wird viel geredet und gescherzt. Sie eignen sich nur für wenige Paare. Mir sind bisher nur zwei oder drei begegnet, die tatsächlich einen besitzen.

Fernsehen, Videos, DVDs, Computer

Wenn Sie sich vor der Massage eine erotische Entspannung gönnen möchten, brau-chen Sie elektronische Geräte. Normalerweise verbanne ich Fernseher aus dem Schlaf-zimmer, weil man sie leicht missbrauchen kann und die Folge nicht mehr Sex ist, sondern weniger. Aber wenn sie dem Vorspiel dienen, liegt der Fall anders. Sie können sogar einen Camcorder an das Fernsehgerät anschließen und Stars Ihrer eigenen Show werden oder ein erotisches Video aufnehmen, an dem Sie später Ihren Spaß haben.

Musik

Am besten ist ein CD-Player, der lange läuft, aber so leise, dass Sie einander gut hören. Legen Sie sanfte Musik auf, wenn möglich ohne Worte. Sie können sich nur schwer auf Ihre Gefühle, Ihre Empfindungen und Ihren Partner konzentrieren, wenn die Musik laut oder aufdringlich ist? Beschenken Sie einander mit den passenden CDs!

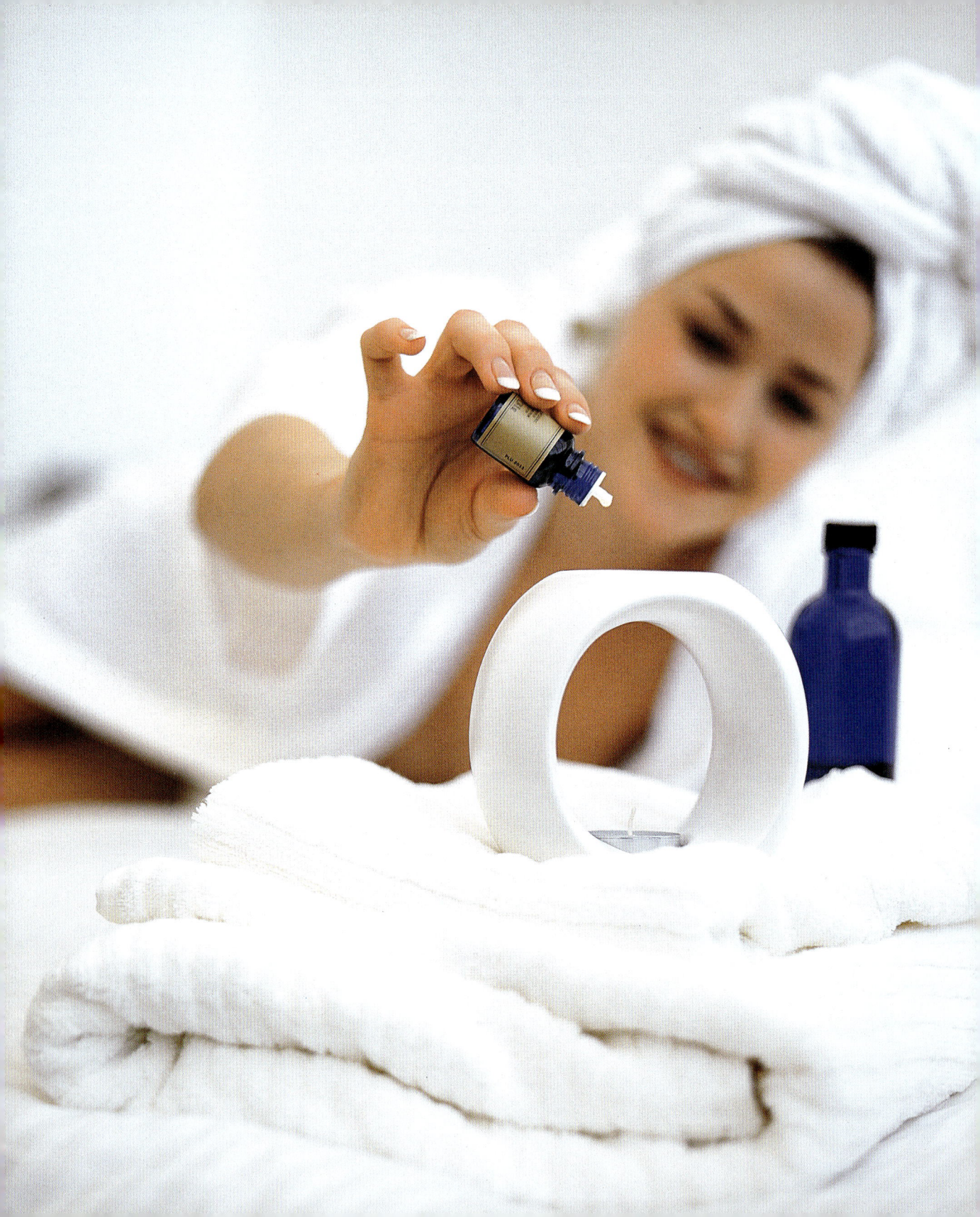

Die Ausrüstung

Was Sie für die Massage brauchen, hängt davon ab, wie formell und kompliziert Ihre Sitzung ist. Eine hervorragende erotische Massage auf dem Bett ist auch ohne Vorbereitung möglich. Manche Paare wollen sich aber vorbereiten, damit die Massage zu einem Erlebnis wird. Auf dieser Seite möchte ich Ihnen einige Anregungen geben.

Was Sie tun, hängt von Ihrer Persönlichkeit, Ihrer Lebensweise, der verfügbaren Zeit, dem Raum und den Einrichtungen ab. Wichtig ist natürlich auch, was die erotische Massage Ihnen bedeutet. Sie können sich jedes Mal etwas Neues ausdenken. Heute massieren Sie sich vielleicht spontan und haben einfach nur Spaß auf dem Bett oder im Wohnzimmer; ein andermal nehmen Sie sich den ganzen Abend für die Massage frei. Je mehr Sie sich darauf freuen, desto größer ist das Vergnügen.

Warum entscheiden Sie nicht abwechselnd, wie Sie die erotische Massage gestalten wollen? Schicken Sie dem Partner einen Brief, eine E-Mail oder eine SMS, um seine Neugier anzustacheln.

Bett oder Massagetisch? Ein Massagetisch hat die richtige Höhe und er ist fest und bequem. Meist ist er jedoch zu klein für alles, was übers Massieren hinausgeht. Das ideale Bett ist groß und stabil. Kaufen Sie das größte Bett, das Sie sich leisten können und das in Ihr Zimmer passt. Beziehen Sie es mit einem großen Laken oder legen Sie etwas darauf, was ölig werden darf.

Große Handtücher Damit decken Sie die Körperteile des Partners zu, die Sie gerade nicht massieren.

Massageöl Wenn Sie große Körperpartien massieren wollen, brauchen Sie Massageöl. An den Genitalien kann Speichel genügen, aber es gibt auch spezielle Gleitmittel (siehe rechts). Sie können jedes Mal neu entscheiden, welches Öl Sie benutzen und wie Sie es anwenden. Alles, was Ihnen beiden Spaß macht, ist erlaubt. Sonnenblumen-, Färberdistel-, Kokos- und Olivenöl sind gut geeignet und überall erhältlich. Aber es gibt auch hunderte von duftenden Massageölen. Um Ihre erotische Stimmung zu steigern, können Sie ihnen einige Tropfen ätherisches Öl hinzu-

fügen. Füllen Sie eine ausreichende Menge Ihres Lieblingsöls in eine Flasche mit Klappdeckel, damit Sie nichts verschütten. Manche Paare benutzen Körperpuder anstelle von Öl. Es ist zwar trocken und klebt nicht, eignet sich aber nicht für die Genitalmassage.

Gleitmittel Wasserhaltige Gleitmittel sind gut, aber sie trocknen aus und müssen dann befeuchtet werden. Silikonhaltige Produkte sind hervorragend, haften aber so lange an den Händen, dass Sie alles damit beschmutzen. Es gibt viele Mittel zu kaufen (siehe Seite 117). Pflanzenöle und ätherische Öle können in der Vagina Entzündungen auslösen.

Sexspielzeug und Vibratoren Halten Sie Ihre Lieblinge griffbereit – auch genügend Batterien (siehe Seite 68–71).

Kleidung Sie brauchen natürlich nichts anzuziehen, aber manche Paare tragen gerne Kleidungsstücke, die den Partner heiß machen. Das kann vor allem für Männer wichtig sein, weil sie auf reizvolle Kleidung meist stärker reagieren.

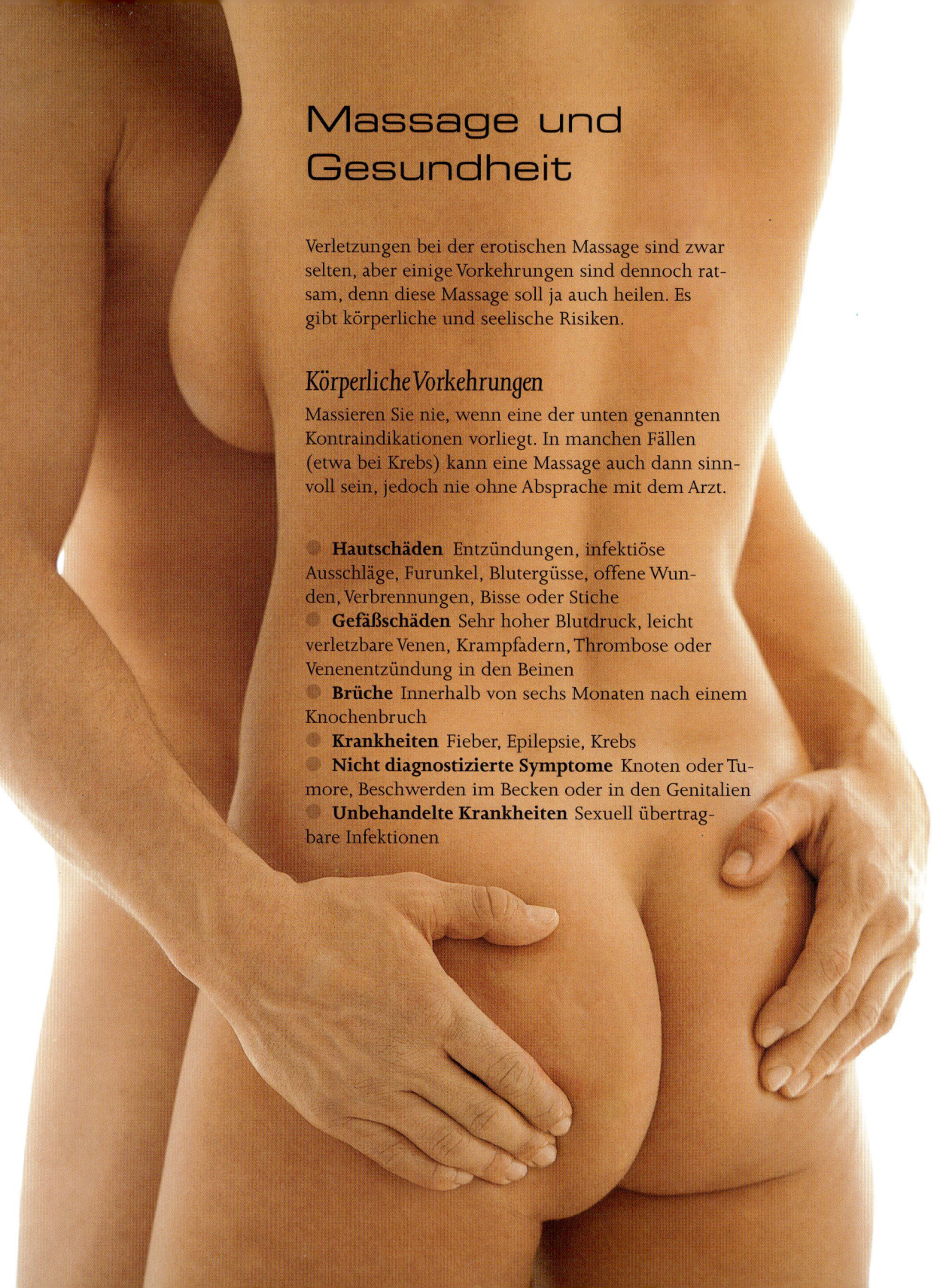

Massage und Gesundheit

Verletzungen bei der erotischen Massage sind zwar selten, aber einige Vorkehrungen sind dennoch ratsam, denn diese Massage soll ja auch heilen. Es gibt körperliche und seelische Risiken.

Körperliche Vorkehrungen

Massieren Sie nie, wenn eine der unten genannten Kontraindikationen vorliegt. In manchen Fällen (etwa bei Krebs) kann eine Massage auch dann sinnvoll sein, jedoch nie ohne Absprache mit dem Arzt.

Hautschäden Entzündungen, infektiöse Ausschläge, Furunkel, Blutergüsse, offene Wunden, Verbrennungen, Bisse oder Stiche

Gefäßschäden Sehr hoher Blutdruck, leicht verletzbare Venen, Krampfadern, Thrombose oder Venenentzündung in den Beinen

Brüche Innerhalb von sechs Monaten nach einem Knochenbruch

Krankheiten Fieber, Epilepsie, Krebs

Nicht diagnostizierte Symptome Knoten oder Tumore, Beschwerden im Becken oder in den Genitalien

Unbehandelte Krankheiten Sexuell übertragbare Infektionen

Wenn Sie die Ratschläge in diesem Buch befolgen, ist das Risiko, dem Partner zu schaden, gering. Bei jeder erotische Massage müssen Sie allerdings einige Fehler vermeiden:

Massage auf der Wirbelsäule Das ist nie sexy und kann sogar die Stimmung verderben.

Chiropraktik Überlassen Sie es Experten, den Rückenwirbel zu korrigieren oder Schmerzen in Muskeln oder Gelenken zu lindern.

Starker Druck in der Nierengegend oder im Kreuz. Wahrscheinlich schaden Sie dem Partner damit nicht, aber es ist unangenehm.

Verletzungen der Genitalien Massieren Sie die Genitalien nur, wenn der Partner stark erregt ist, oder verwenden Sie reichlich Gleitmittel (das Sie bei längerer Massage erneuern müssen; halten Sie eine Sprühflasche mit Wasser bereit). Nach der Menopause braucht eine Frau viel mehr Gleitmittel als junge Frauen. Kurze Fingernägel ohne scharfe Kanten sind am besten. Tragen Sie Handschuhe, wenn Sie lange Nägel haben oder Analspiele planen. Fragen Sie einen Arzt, wenn irgendwelche Symptome Ihnen nach der Massage Sorgen machen.

Sexuell übertragbare Krankheiten Es ist umstritten, wie vorsichtig man in diesem Fall sein muss. Aber wenn der Partner an einer aktiven Infektion leidet, gefährden Sie sich selbst durch den Kontakt mit seinen Körpersekreten oder -flüssigkeiten. Sie müssen immer damit rechnen, dass Sie eine kleine Wunde haben, durch die Keime in die Blutbahn gelangen können. Informieren Sie Ihren Partner, wenn Sie ihn gefährden könnten. Leider lügen viele Menschen, wenn es um Sex geht; darum kennen Sie die Wahrheit nicht unbedingt.

Um ganz sicher zu sein, sollten Sie Nitril- oder Latexhandschuhe tragen, wenn Sie mit den Genitalien des Partners oder mit seinen Körperflüssigkeiten (auch Speichel) in Berührung kommen. Wenn Sie nur gesunde Haut massieren (ohne Kontakt mit Körperflüssigkeiten), brauchen Sie keine Handschuhe. Massageöl und Gleitmittel aus Erdölprodukten zerstören zwar Latex (darum dürfen sie nicht in Kontakt mit Kondomen kommen), aber bei einer kurzen Massage besteht keine Gefahr.

Achten Sie bei jedem Sexspiel darauf, einen Finger (mit oder ohne Handschuh) nie zuerst in den After und danach in die Vagina einzuführen – sonst drohen hässliche Infektionen.

Seelische und geistige Vorkehrungen

Den Partner zu respektieren und zu lieben ist genauso wichtig wie die körperliche Fürsorge. Eine erotische Massage setzt echte Kommunikation voraus, besonders wenn Sie Ihren Partner nicht sehr gut kennen. Der Nutzen kann groß sein, aber Sie können dem Partner auch schaden, wenn Sie gefühllos oder zu kritisch sind, auf seine Wünsche nicht eingehen oder Ihre persönlichen Probleme – bewusst oder unbewusst – abreagieren.

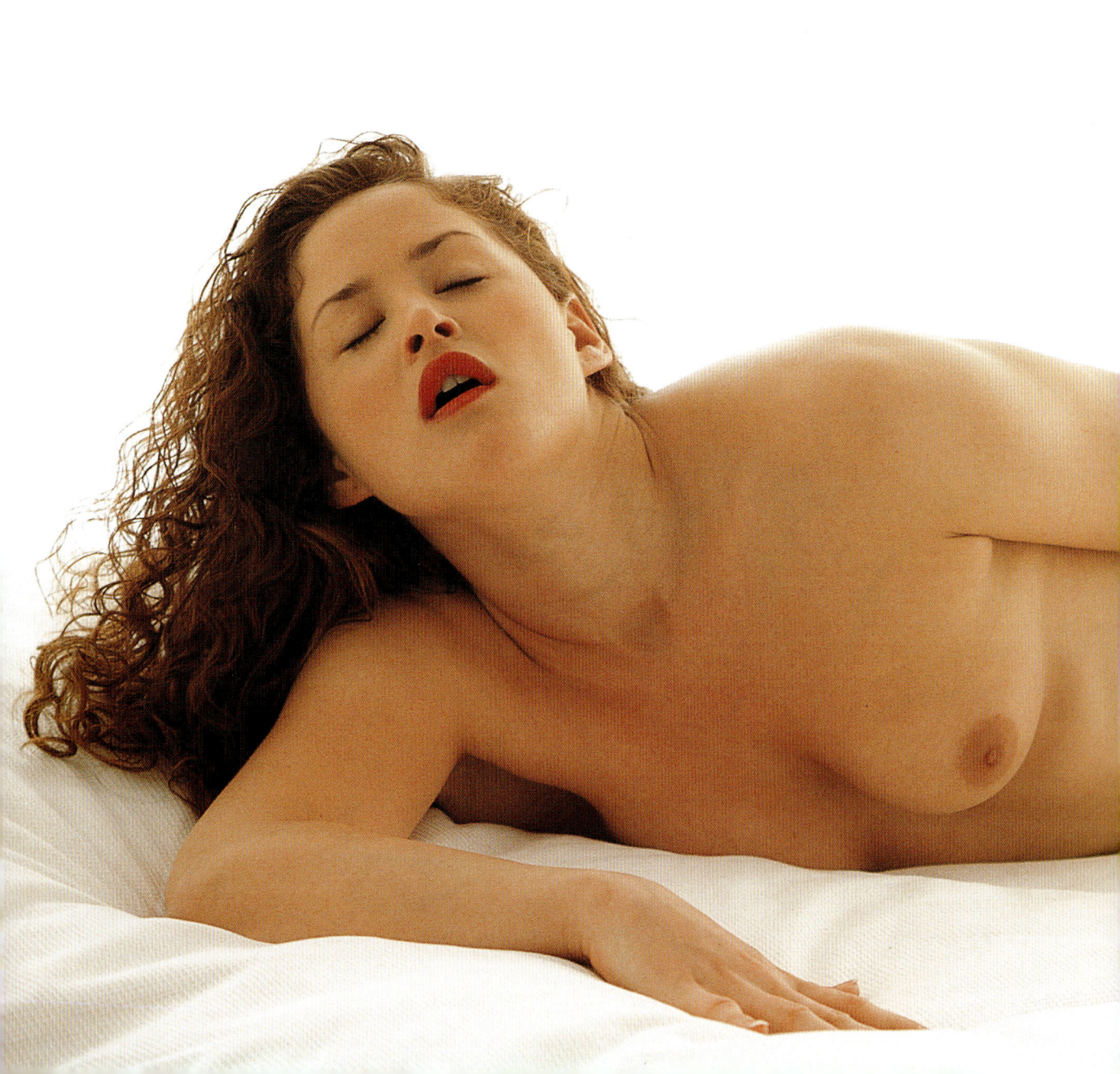

Zwischen dem Fundament in Teil 1 und den bewährten Methoden und erotischen Leckerbissen in Teil 3 verläuft eine Brücke, die wir alle brauchen, wenn wir den Partner und uns selbst respektieren wollen. Diese Brücke besteht aus praktischen Techniken, die uns auf das, was kommen soll, vorbereiten.

Teil zwei Sexuelle Fertigkeiten

Eine erotische Massage, die uns in Stimmung bringen soll, kann großen Spaß machen und sehr aufregend sein. Aber sie kann auch zum Minenfeld werden, wenn Sie Emotionen und Lustgefühle freisetzen, von denen Sie nichts geahnt haben. Darum ist es wichtig, dass Sie mit Ihrer Sexualität im Reinen sind und Ihren Orgasmus hinausschieben können, damit Sie sich bei einer wundervollen, spirituellen Massage keine Gedanken über den Höhepunkt machen müssen und keinen genitalen Druck verspüren. Wenn Sie das lernen, wird aus einer gewöhnlichen Massage ein transzendentes Erlebnis, in dem Sie wahre Intimität genießen können.

Einführung

Wenn ich mit Paaren arbeite, um ihr gemeinsames erotisches Leben zu verbessern, bin ich meist darüber erstaunt, wie unerfahren die Partner sind. In fast jedem anderen Lebensbereich bemühen wir uns, Fertigkeiten zu erwerben, damit uns ein Hobby oder ein Zeitvertreib mehr Spaß und Freude macht. Nur wenn es um den angeblich schönsten Zeitvertreib geht, sind die meisten Menschen nachlässig.

Ich glaube, das ist teils auf Faulheit zurückzuführen, teils auf die verbreitete Meinung, Sex sei etwas Natürliches und wir seien aus einer mysteriösen Quelle darüber ausreichend informiert. Viele Paare erklären, wenn sie zu sehr am Sex arbeiten müssten, klappe er nicht mehr richtig. Das ist ein Irrtum.

Sex wird erlernt

Forschungen mit Primaten belegen, dass das sexuelle Verhalten fast vollständig erlernt wird. Junge Schimpansen beobachten beispielsweise Kopulationen und setzen ihr Wissen nach der Geschlechtsreife in die Tat um, anfangs oft recht ungeschickt. Tiere, die in ihrer Jugend keine Paarung gesehen haben, sind ziemlich verloren, wenn sie es selbst probieren.

In unserer modernen Gesellschaft schauen nur wenige Leute anderen beim Sex zu. Im Gegensatz zu unseren Ahnen, die vor nur zwei Jahrhunderten in Großfamilien eng zusammenlebten und sich Schlafzimmer teilten, haben wir kaum unmittelbare Erfahrungen, auf die wir zurückgreifen können, und deshalb wissen wir erbärmlich wenig darüber, was im Bett wirklich geschieht.

Wie wir lernen

Natürlich beherrschen Männer und Frauen ebenso wie unerfahrene Schimpansen mit der Zeit die schlichte Kopulation. Aber das genügt nur wenigen Menschen. Wir wollen mit dem Sex ein Band knüpfen und stärken, Lust auch auf der emotionalen und spirituellen Ebene genießen und eine Paarbeziehung dauerhaft machen, um eine Familie zu gründen.

Wenn wir wachsen wollen, müssen wir also von anderen lernen. Leider überlassen wir das zu oft dem Zufall. Viele sexuelle Probleme in Partnerschaften sind auf erlernte Fehler zurückzuführen, und den Lehrstoff liefern häufig Pornovideos und ihre nahen Verwandten, die Liebesromane. Ich glaube, dem lässt sich abhelfen, wenn wir den Sex wichtiger nehmen und einander helfen, Verhaltensweisen zu erlernen, die nützlich sind und unsere Beziehung stärken.

In Teil 2 lernen Sie, respektvoll mit sich selbst umzugehen und die Kraft zu nutzen, die Sie daraus schöpfen.

Verantwortung übernehmen

Viele Menschen behaupten, ihre Partner könnten im Bett gewiss Wunderdinge voll-bringen, wenn sie nur verständnisvoller oder liebevoller wären. Ich sehe das anders. Jeder von uns ist es sich selbst, dem Partner und der Beziehung schuldig, sich Mühe zu geben. Aber die meisten Leute, die sich darüber beklagen, was ihr Partner im Bett tut oder nicht tut, wissen so wenig über sich selbst, dass sie den Partner nicht anlei-ten können. Gut sind sie nur im Jammern, wenn etwas nicht so läuft, wie sie es sich vorstellen.

Wer nicht bereit ist, seine sexuellen Fertigkeiten zu verbessern, darf nicht er-warten, dass der Partner sämtliche »Hausaufgaben« erledigt. Wenn ich als Hobby Ölgemälde malen will, erwarte oder verlange ich auch nicht, dass meine Partnerin mir alles beibringt. Das wäre absurd.

Der Weg zur Erfahrung

In Teil 2 erkläre ich Ihnen, wie Sie die Erfahrungen erwerben, die Sie brauchen, um die erotische Massage auf einer reifen emotionalen oder spirituellen Ebene zu ge-nießen. Stellen Sie sich vor, Sie wären Konzertpianist. Niemand will hören, wie Sie immer wieder dasselbe Stück proben; aber wenn Sie den handwerklichen Teil beherr-schen, können Sie Ihr Publikum mit einer Vorstellung entzücken, die aus der Seele kommt. Das Gleiche gilt für den Sex.

Erfahrung gewinnen Sie am besten, wenn Sie Ihre eigenen sexuellen Reaktionen erforschen und verbessern. Selbstbefriedigung ist ein wichtiger erster Schritt. Und ich hoffe, dass die Lektüre des Abschnitts, der für das andere Geschlecht bestimmt ist, Ihnen zeigt, was den Partner heiß macht. Die meisten Menschen haben heutzutage zwar mehrere Sexpartner, bevor sie eine feste Bindung eingehen, aber das bedeutet nicht, dass sie besonders erfahren sind. Sie haben zwar viel erlebt, doch oft machen sie immer wieder den gleichen Fehler. Das kann man wohl kaum als echte Erfahrung oder Reife bezeichnen.

Nützlich ist es auch, den Orgasmus hinauszögern zu können. Das lernen Sie am besten allein. Die meisten Männer wollen den Orgasmus verzögern, während die Frauen ihn beschleunigen möchten. Ob das sinnvoll ist oder nicht, lernen Sie am bes-ten selbst und überraschen dann den Partner damit.

Aber Sex ist nicht nur etwas Körperliches. Einfache Visualisierungsübungen helfen uns, Einstellungen zu ändern, die uns daran hindern, durch Sex eine liebevolle, ver-ständnisvolle Beziehung aufzubauen und beizubehalten.

Wenn es um Sex geht, hört das Lernen nie auf. Vielleicht haben Sie Ihre Lieblings-techniken, aber es ist immer möglich, die Lust beider Partner zu steigern. Da wir uns ständig ändern – selbst nach zwanzig oder dreißig gemeinsamen Jahren –, können wir weiter wachsen und lernen, einander auf neue Weise zu erfreuen.

Die Vorteile der Selbstbefriedigung

Masturbation ist nicht der zweitbeste Zeitvertreib für Heranwachsende, wie viele Leute glauben. Sie legt vielmehr den Grundstein für großartigen partnerschaftlichen Sex. Menschen, die sich mit ihren Reaktionen wohlfühlen und sich selbst mögen, sind bessere Sexpartner, weil die Fantasien, Techniken und Fertigkeiten, die sie bei der Masturbation erlernen, ihre Beziehung bereichern. Ein Paar, das aus der erotischen Massage das Beste machen will, hat vorher viele Hausaufgaben zu erledigen!

Außerdem können manche Menschen eine gute Beziehung nur dann aufrechterhalten, wenn sie ein reiches autoerotisches Leben haben.

● Wenn ein Partner mehr Sex will als der andere, ist Masturbation hilfreich: Der eine fühlt sich nicht unter Druck gesetzt und der andere kann seinen Geschlechtstrieb befriedigen und ist dennoch bereit, wenn sein Partner Lust hat. Die Alternative wäre sexuelle Gleichgültigkeit, verbunden mit Enttäuschung, Groll, Verbitterung und Wut – so beginnen sexuelle Probleme.

● Wenn wir den Sex bekommen, den wir haben wollen, ist die Gefahr geringer, dass wir uns über den Partner ärgern, weil er eine bestimmte sexuelle Aktivität ablehnt – vielleicht aus guten, wenn auch unbewussten Gründen.

● Ist ein Partner abwesend, krank, überarbeitet, gestresst oder aus anderen Gründen nicht verfügbar, kann Masturbation die Beziehung retten und verbessern. Selbst wenn wir allein sind, können wir etwas Neues ausprobieren.

● Jede Beziehung schränkt unsere Freiheit ein wenig ein. Selbstbefriedigung trägt dazu bei, dass wir uns wieder freier fühlen.

Einerlei, was Sie von Masturbation halten – selbst heute noch schämen sich viele Leute oder haben Schuldgefühle, wenn sie masturbieren –, sie bereichert nicht nur Ihre Beziehung, sondern auch Sie als Individuum. Ihre eigene sexuelle Entwicklung muss ja nicht aufhören, nur weil Sie eine stabile sexuelle Partnerschaft haben. Selbstbefriedigung ist nützlich und gesund.

● Sie erinnert uns daran, dass Sex mit oder ohne Partner gut ist.

● Sie zeugt von einem guten Selbstwertgefühl: Wir bereiten uns eine Freude, die nichts mit unserer Beziehung zu tun hat. Das ist wichtig für unser seelisches Wohlbefinden.

● Sie hilft uns, Versäumtes alleine nachzuholen. Viele Frauen haben während der Selbstbefriedigung ihre besten Orgasmen, und für manche bedeutet sie maximale Lust, wobei sie dennoch den Sex mit ihrem Partner genießen oder, schlimmstenfalls, ertragen können.

● Sie ermöglicht es uns, lange erregt und dem Orgasmus nahe zu bleiben. Ein Partner würde sich langweilen oder ausgeschlossen, benutzt oder gar betrogen fühlen, wenn wir uns beim gemeinsamen Sex so verhalten würden.

⚪ Sie erlaubt uns, in unseren Fantasien zu schwelgen, ohne gestört oder abgelenkt zu werden. Viele Menschen haben ein schlechtes Gewissen, wenn ihnen beim Sex mit ihrem Partner bestimmte Fantasien oder Wünsche durch den Kopf gehen. Beim Masturbieren fallen solche Hemmungen weg.

⚪ Sie ermöglicht es uns, Sexspielzeug, Fetische oder ungewöhnliche Praktiken anzuwenden, auf die wir in Gegenwart anderer aus Schüchternheit, aus Scham oder wegen moralischer Skrupel verzichten. Bei der Selbstbefriedigung haben wir diese Bedenken nicht; wir dürfen sein, wie wir sind.

⚪ Sie hilft uns, Depressionen, Angst und andere negative Emotionen zu lindern. Natürlich ist die Masturbation in solchen Fällen nur ein Heftpflaster, aber vielleicht brauchen wir manchmal nichts anderes, um uns über Wasser zu halten.

Wenn Sie irgendwelche Zweifel hatten, wissen Sie jetzt hoffentlich, wie wichtig Masturbation für die sexuelle Reife ist. »Echter Sex« ist nicht echter als Masturbation – und für viele Menschen ist es lustvoller, sich selbst zu befriedigen.

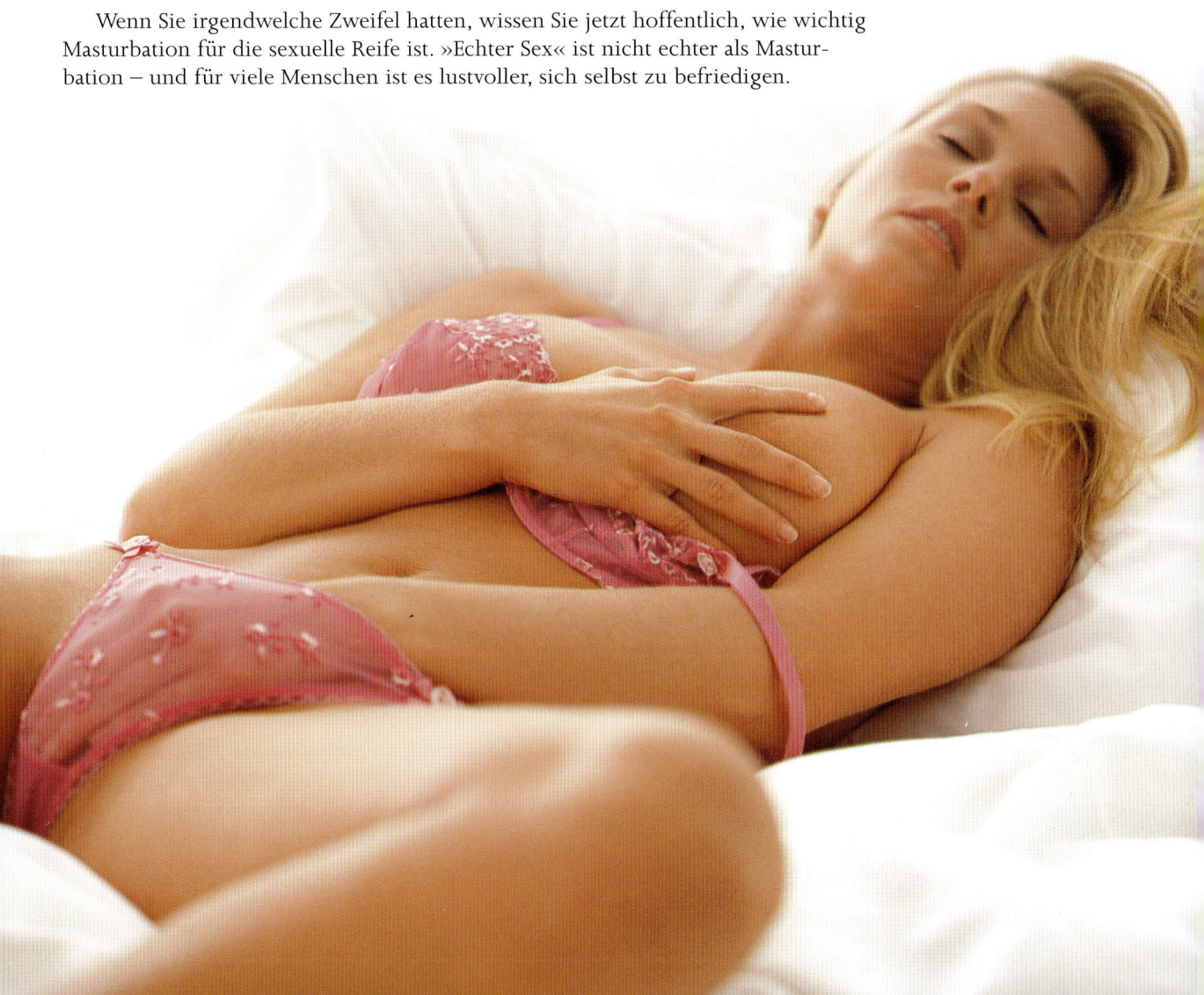

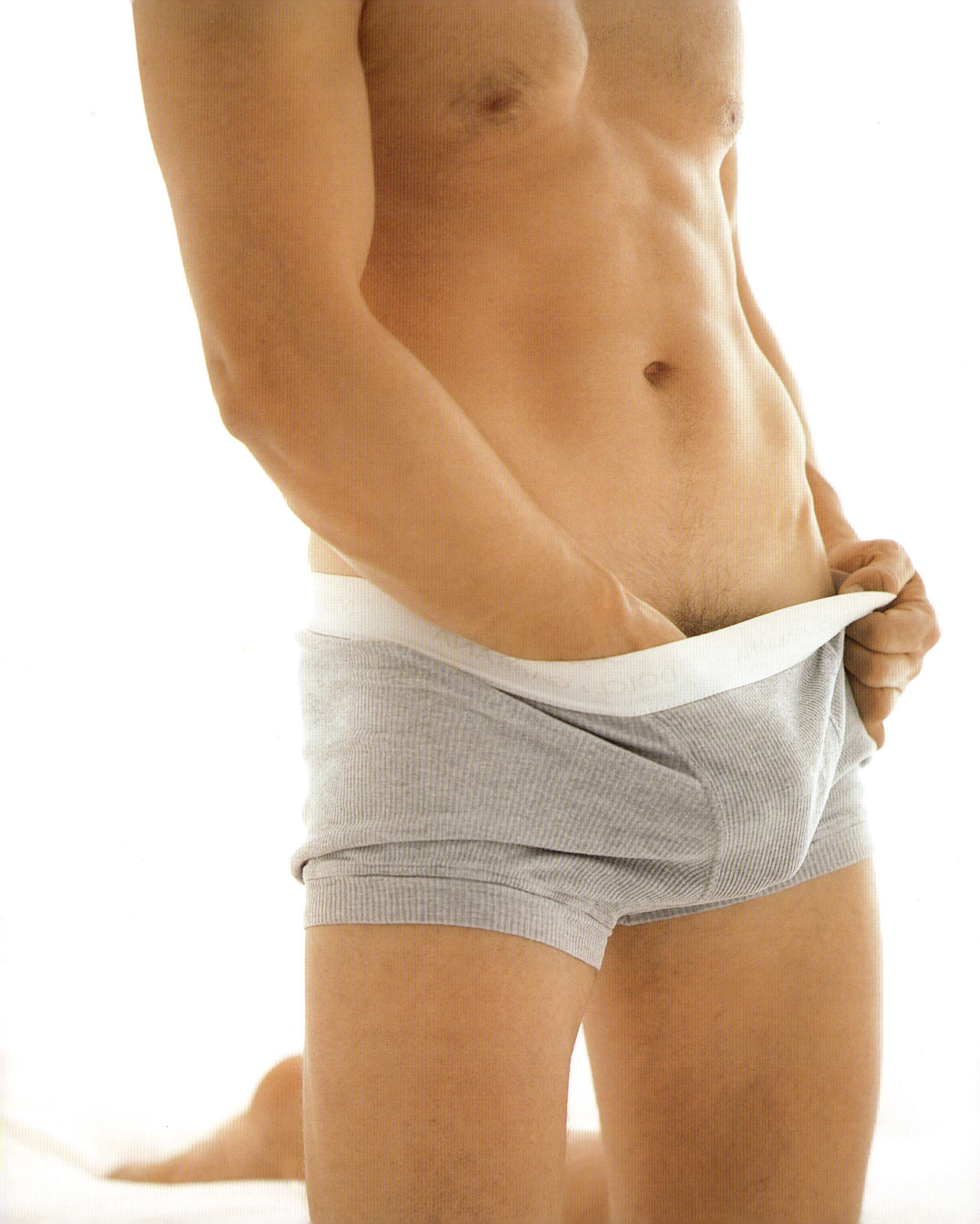

Selbstbefriedigung für ihn

Die meisten Männer achten nicht sonderlich auf die Qualität ihrer Erregung und ihres Orgasmus. Viele haben sich als Heranwachsende daran gewöhnt, sehr schnell erregt zu werden und kurz danach einen Orgasmus zu haben, und dabei wollen sie als Erwachsene bleiben. Aber mit etwas Training kann fast jeder Mann seine Erektionen und Orgasmen lustvoller erleben. Sie müssen allerdings ein wenig Zeit investieren – so wie beispielsweise fürs Fitnesscenter – und sich ganz auf Ihren Körper und Ihre Empfindungen konzentrieren. Erwarten Sie aber keinen sofortigen Lohn. Wie bei jedem Training brauchen Sie auch hierfür Geduld und Zeit.

Verbessern Sie, was Sie schon können

Der erste Schritt besteht darin, Ihren Penis zu stimulieren, wie Sie es gewöhnt sind, aber in jeder Hinsicht besser. Erst dann sollten Sie neue Techniken ausprobieren.

Schalten Sie den Anrufbeantworter ein und nehmen Sie sich viel Zeit. Die meisten Männer rechnen nur mit ein paar Minuten. Ich schlage eine Stunde vor! Ziehen Sie in einem warmen Zimmer die Hose und die Unterhose aus. Benutzen Sie erotische Bilder oder Fantasien, um erregt zu werden. Tragen Sie reichlich wasserhaltige Gleitcreme oder Duftöl (siehe Seite 43) auf den Penis auf und stimulieren Sie ihn wie gewohnt bis zur Erektion. Fahren Sie damit fort und experimentieren Sie mit den folgenden Anregungen:

Neue Stellungen Wenn Sie normalerweise flach auf dem Rücken liegen, probieren Sie es jetzt im Stehen oder Knien oder in einer anderen Position. Sie können beispielsweise die Beine an die Brust ziehen. Lassen Sie sich Zeit zum Experimentieren.

Andere Körperteile Finden Sie heraus, ob die Stimulation anderer Körperteile mit vielen neuen Techniken Ihre Erregung steigert. Stimulieren Sie die Brustwarzen mit einer Klammer oder klopfen Sie sanft mit einem Plastiklineal darauf. Spielen Sie mit dem Skrotum, klopfen Sie leicht darauf; drücken Sie die Hoden oder spielen Sie zwischen Daumen und Zeigefinger »Ping-pong« mit ihnen. Drücken Sie auf den Damm, massieren Sie ihn mit sehr kleinen kreisförmigen Bewegungen und klopfen Sie dann darauf. Streicheln oder massieren Sie den Analbereich und führen Sie einen eingefetteten Finger ein, wenn Sie wollen (siehe Seite 113).

Neue Fantasien Erotische Literatur oder Videos können Ihre Fantasie würzen. Erlaubt ist auch, was andere vielleicht für pervers halten, denn wenn es um die Erregung geht, müssen Sie Ihren inneren Polizisten verjagen. Viele Männer begnügen sich mit abgestandenen Fantasien, die gerade noch ausreichen. Tun Sie, was nötig ist, damit Sie hochgradig erregt werden, selbst wenn es Ihnen anfangs eigenartig vorkommt.

Vibratoren Siehe Seite 70–71.

Wenn Sie einem Orgasmus nahe sind, verzögern Sie ihn mit der Druckmethode (siehe Seite 62–63) oder tun ein paar Minuten lang etwas anderes und machen dann mit dem Training weiter, selbst mit einem halb erigierten Penis.

Bei dieser gekonnten Selbststimulation geht es darum, den Horizont zu erweitern, sich Zeit zu nehmen und die Empfindungen zu genießen, anstatt einen schnellen Orgasmus anzustreben. Das fällt manchen Männern sehr schwer, aber wir sollten die Erregung als genussvolle Reise betrachten, nicht als Mittel zum Zweck der Ejakulation. Verzichten Sie gelegentlich auf die Ejakulation.

Alle diese Übungen, die Wochen dauern können, steigern den Genuss an der Erregung, geben Ihnen das Selbstvertrauen, so lange warten zu können, wie Sie wollen, und machen Sie auf jeden Fall zu einem besseren Liebhaber. Männer, die sich so im Griff haben, sind innerhalb und außerhalb des Schlafzimmers viel selbstsicherer.

Neue Techniken

Sobald Sie die Qualität Ihrer Erregung und Ihrer Erektion verbessert haben – mehr, als Sie für möglich hielten –, ist es Zeit für neue Methoden der Stimulation.

Fast alle Männer halten ihre Methode für ausreichend und haben kein Interesse an neuen Wegen. Das ist schade, weil die meisten von uns sich immer noch wie Teenager aufführen. Wenn Sie das in anderen Lebensbereichen tun, lacht man Sie aus! Probieren Sie also die folgenden guten Techniken:

Einfache Faust Diese Standardmethode gewährleistet einen guten Griff und viel Hautkontakt und Sie können den Druck an den empfindlichsten Stellen regulieren.

Faust nach Faust Lassen Sie beide Fäuste abwechselnd von der Basis zur Spitze gleiten – oder die eine nach oben und die andere nach unten.

Zwei Fäuste Benutzen Sie beide Fäuste gleichzeitig, wenn Ihr Penis lang genug ist.

Daumen und Zeigefinger Gleiten Sie mit Daumen und Zeigefinger am ganzen Schaft hinauf und hinunter – oder nur am Rand der Eichel.

Beide Daumen und Zeigefinger Bilden Sie mit den Daumen und Zeigefingern beider Hände zwei Ringe um den Penis und lassen Sie sie in der gleichen Richtung oder in gegensätzlichen Richtungen auf und ab gleiten. Variieren Sie den Abstand zwischen den Ringen.

Vagina-Ersatz Packen Sie den Penis und drücken Sie ihn kräftig und rhythmisch, so wie Ihre Partnerin es mit ihren Beckenmuskeln tun würde.

Vorhautdehnung Packen Sie den Penis etwa in der Mitte und ziehen Sie die Vorhaut nach unten. Legen Sie die andere Hand um die Eichel und lassen Sie sie auf und ab gleiten, fast über die Eichel hinaus und dann wieder nach unten. Verwenden Sie dafür reichlich Gleitcreme.

Klitoris-»Vibrator« Klemmen Sie das Bändchen an der Unterseite der Eichel, etwa 2,5 cm unter der Spitze, zwischen Zeigefinger- und Daumenballen und reiben Sie die Finger aneinander. Die Hand bleibt, wo sie ist, während Sie Druck und Tempo variieren. Das Bändchen sollte sich mitbewegen, damit die Klitoris im Penis stimuliert wird.

Vier Finger Massieren Sie mit dem Ringfinger und dem kleinen Finger die eine Seite des Schafts und mit dem Zeigefinger und Mittelfinger die andere. Verwenden Sie reichlich Gleitcreme. Massieren Sie dann die Hoden mit der freien Hand.

Pumpe Sie liegen auf den Rücken, die Knie sind angezogen und geöffnet, sodass die Fußsohlen sich berühren. Beim Ejakulieren schließen Sie die Knie beinahe und spreizen sie dann wieder. Setzen Sie dieses Pumpen fort, bis der Samenerguss zu Ende ist.

Klatschen Nehmen Sie den Penis zwischen die Handflächen und geben Sie ihm Klapse oder klatschen Sie ihn an den Bauch oder an einen Gegenstand.

Kissenspiel Legen Sie sich bäuchlings auf ein Kissen und machen Sie mit dem Penis Stoßbewegungen zwischen Kissen und Bettlaken.

Vorhautmassage Ziehen Sie die Vorhaut ganz hinunter und cremen Sie den ganzen Penisschaft ein. Reiben Sie dann die Vorhaut innen so, dass sie gestreckt wird. Das löst fast schmerzhafte Empfindungen aus – und einen intensiven Orgasmus.

Schraube Cremen Sie den erigierten Penis gut ein, und packen Sie ihn dann so, dass der Daumen zur Basis zeigt. Bewegen Sie nun die ganze Hand auf und ab, als wollten Sie damit eine Schraube anziehen und lockern. Das löst selbst bei sexuell erfahrenen Männern neue Empfindungen aus.

Antippen Masturbieren Sie mit einer Hand nach Ihrer Standardmethode, aber halten Sie die andere Handfläche knapp über die Eichel, sodass die Faust bei jeder Aufwärtsbewegung sanft, aber spürbar dagegenschlägt.

Einführen Sie können den Penis in viele Objekte einführen wie in eine Vagina, z. B. in Wassermelonen, Sexspielzeuge, Penispumpen und vieles mehr. Nutzen Sie Ihre Fantasie, aber seien Sie vorsichtig.

Wasserspiele Richten Sie den Strahl der Dusche auf die Eichel. Das ist besonders erregend, wenn der Duschkopf eine Massagefunktion hat und die Vorhaut heruntergezogen ist. Versuchen Sie das Gleiche auch ohne Duschkopf, also mit einem stärkeren Strahl.

Selbstbefriedigung für sie

Was die sexuelle Erregung anbelangt, begnügen sich viele Frauen im Laufe der Jahre mit dem Minimum. Manche glauben unbewusst, dass sie einen intensiven Orgasmus nicht verdienen, und einige erleben gar keine Orgasmen, weil sie Schuldgefühle haben, lustlos oder müde sind, die Reaktion des Partners fürchten, wenn sie plötzlich »anspruchsvoll« werden, und so weiter. Es gibt zahlreiche Gründe. Manche Frauen bestrafen ihren Partner unbewusst mit schwachen Orgasmen, weil er undankbar, wenig rücksichtsvoll, überkritisch oder im Alltag nicht zärtlich genug ist.

Die meisten Frauen können lernen, stärkere, zahlreichere oder schnellere Orgasmen zu haben, wenn sie üben. Davon kann auch der Sex mit einem Partner erheblich profitieren. Der erste Schritt besteht darin, Ihre übliche Methode zu verbessern. Sobald Sie wissen, dass Sie viel intensivere Orgasmen haben können, wenden Sie neue Techniken an.

Verbessern Sie, was Sie schon können

Entspannung und das Gefühl, sicher zu sein, sind für Frauen besonders wichtig. Sorgen Sie also dafür, dass Sie etwa eine Stunde lang niemand stört. Viele Frauen gönnen sich nur zehn Minuten und wundern sich dann, warum sie so wenig davon haben.

Das Zimmer sollte warm und der Anrufbeantworter eingeschaltet sein. Duschen oder baden Sie vorher und zünden Sie Kerzen an, wenn Sie wollen. Das Licht sollte nicht so trüb sein, dass Sie nichts sehen, aber auch nicht so hell, dass es Sie einschüchtert. Trinken Sie ein wenig Alkohol, wenn es Ihnen hilft. Entspannen Sie sich mit einem erotischen Video oder einem Liebesroman oder bringen Sie sich auf andere Weise in Stimmung.

Diese Vorbereitungen sind sehr wichtig. Manche Frauen, denen die erotische Massage schwerfällt, nehmen sich wenig Zeit für sich selbst und bitten erst recht nicht den Partner, sie zu erfreuen. Die sinnliche Vorbereitung macht Ihnen klar, wie wichtig Sie sind und wie sehr Sie angenehme Empfindungen und Lust verdienen. Das ist die Basis für eine wundervolle erotische Massage mit Ihrem Partner. Viele modere Frauen haben es immer eilig; sie sind gestresst, arbeiten zu viel und haben vergessen, wie sie abschalten und ihr Sexleben ankurbeln können.

● **Der Anfang** Legen Sie sich nackt aufs Bett oder Sofa und streicheln Sie den ganzen Körper. Verwenden Sie dabei Körperpuder (es ist sauberer als Öl). Das Ziel ist Lust, nicht der Orgasmus.

● **Schauen und Fühlen** Stellen Sie einen Handspiegel zwischen die Beine und setzen Sie sich bequem hin, und zwar so, dass Sie die Genitalien sehen. Streicheln Sie sich, während Sie in den Spiegel schauen, und verbinden Sie den Anblick mit Ihren Gefühlen. Führen Sie einen Finger ein, um zu prüfen, wie feucht Sie sind. So lernen Sie, wie Ihr erregter Körper sich anfühlt – mehr Feuchtigkeit bedeutet stärkere Erregung.

● **Masturbation** Stimulieren Sie sich so, wie Sie es gewohnt sind und wie es Ihnen behagt. Finden Sie heraus, was Sie am stärksten erregt.

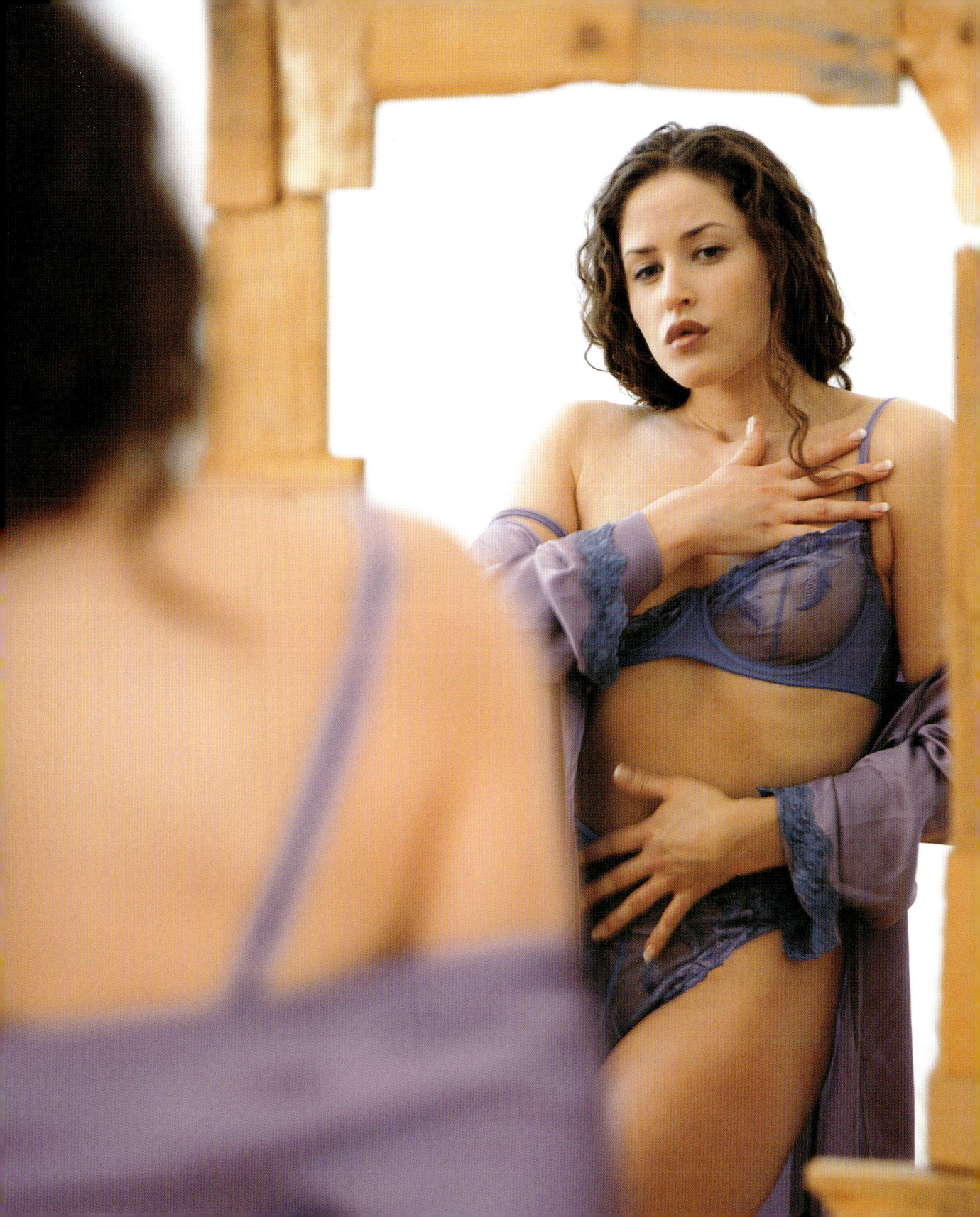

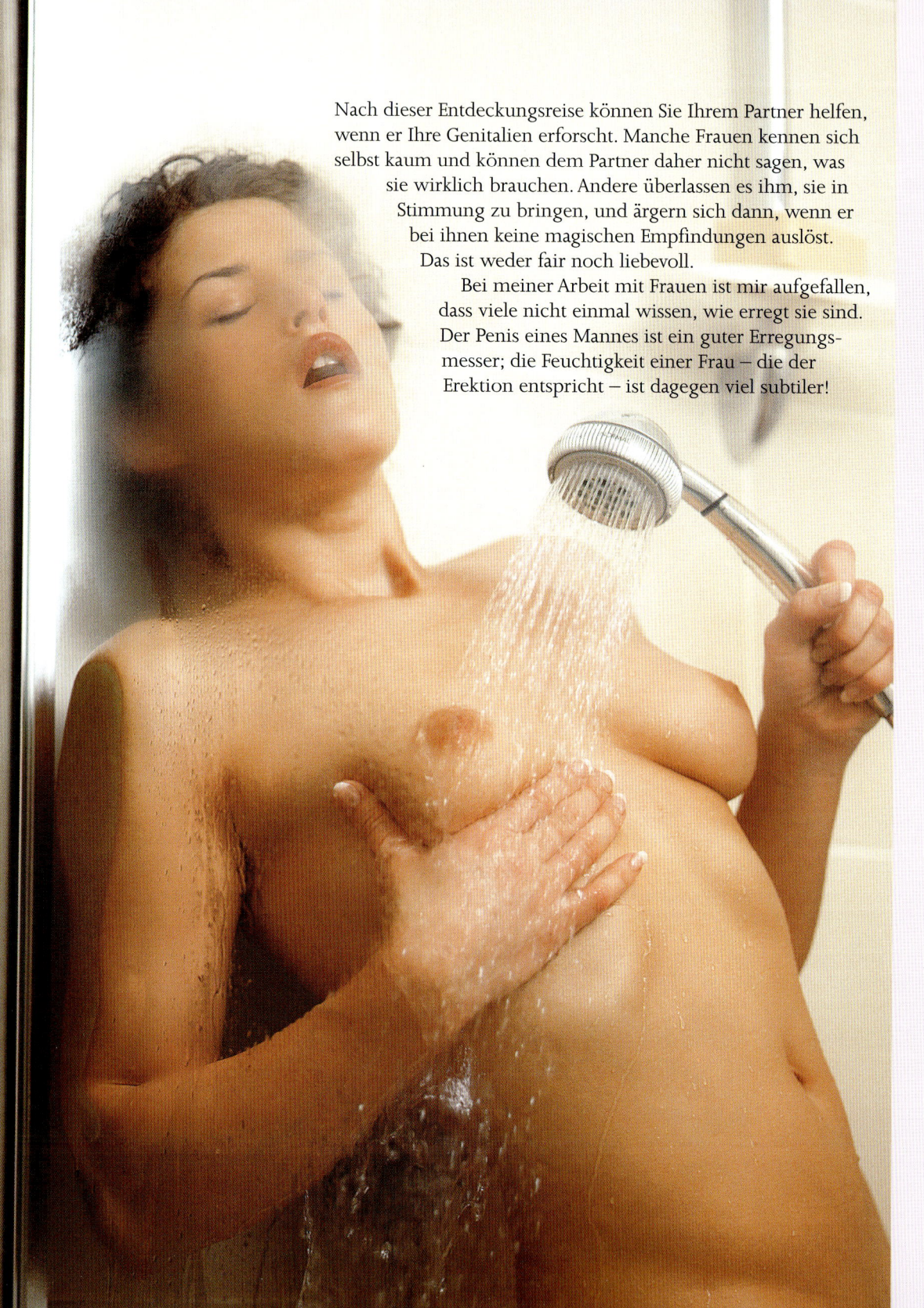

Nach dieser Entdeckungsreise können Sie Ihrem Partner helfen,
wenn er Ihre Genitalien erforscht. Manche Frauen kennen sich
selbst kaum und können dem Partner daher nicht sagen, was
sie wirklich brauchen. Andere überlassen es ihm, sie in
Stimmung zu bringen, und ärgern sich dann, wenn er
bei ihnen keine magischen Empfindungen auslöst.
Das ist weder fair noch liebevoll.

Bei meiner Arbeit mit Frauen ist mir aufgefallen,
dass viele nicht einmal wissen, wie erregt sie sind.
Der Penis eines Mannes ist ein guter Erregungs-
messer; die Feuchtigkeit einer Frau – die der
Erektion entspricht – ist dagegen viel subtiler!

Manche Frauen wissen nicht einmal, was in ihnen vorgeht. Ich kenne Frauen, die einen Orgasmus haben, ohne es zu merken.

In solchen Fällen benutze ich eine Skala von 1 bis 5, um das Ausmaß der Erregung zu bestimmen. Beginnen Sie weit von den Genitalien entfernt, sich zu streicheln, und bewerten Sie Ihre Erregung an jeder Körperpartie. Schreiben Sie die Ergebnisse auf. Einige Körperteile bringen Sie vielleicht dem Orgasmus nahe, wenn sie stimuliert werden. Vermerken Sie das ebenfalls auf einem Blatt Papier. Verwenden Sie die Skala auch beim Masturbieren, bis Sie jedes Mal der 5 nahekommen, einerlei, was Sie tun.

Anfangs mag Ihnen das alles übertrieben vorkommen; doch nach einigen Wochen wird Ihnen klar, dass Ihre Bewertungen genauer werden. Diese Methode steigert Ihre Lust, weil sie Empfindungen messbar und daher realer macht.

Neue Techniken

Die meisten Frauen haben eine Lieblingsmethode, um die Klitoris optimal zu stimulieren. Aber auch die Standardmethode lässt sich verbessern. Manche Frauen haben beispielsweise noch nie gleichzeitig einen Finger eingeführt, andere nie einen Dildo oder einen Analstöpsel benutzt, während sie die Klitoris stimulieren. Viele Frauen wissen nicht, wie hilfreich das Streicheln der Brustwarzen beim Masturbieren ist. Und so weiter.

Versuchen Sie also, mehrere vertraute Methoden gleichzeitig anzuwenden, und experimentieren Sie dann mit den folgenden Anregungen.

Manche Frauen beklagen sich bei mir darüber, dass sie nicht genug Hände haben! Dieses Problem ist lösbar. Klemmen bleiben zum Beispiel von selbst an den Brustwarzen. Tragen Sie einen Slip, um einen Dildo oder Analstöpsel – oder beide – festzuhalten; dann haben Sie freie Hände für die Klitoris oder andere Stellen. Seien Sie kreativ.

Wasserspiele Wasserhähne an der Badewanne, Duschköpfe (vor allem wenn sie massieren) und sogar Whirlpools können herrliche Empfindungen auslösen. Gehen Sie aber nie zu nahe heran, damit kein Wasser in die Vagina gestoßen wird – das ist gefährlich. Prüfen Sie vorher immer die Temperatur und meiden Sie heißes Wasser. Setzen Sie sich in der halb vollen Wanne so hin, dass das Wasser aus dem Hahn direkt auf die Vulva fließt, oder öffnen Sie die Lippen mit einer Hand, sodass es genau auf die Klitoris tröpfelt. Versuchen Sie das Gleiche mit nach oben geneigtem Becken. Lassen Sie Wasser aus einem Schlauch ohne Duschkopf direkt auf die Klitoris fließen. Je schneller es strömt, desto stärker ist die Stimulation. Manche Frauen ziehen aber ein Tröpfeln vor.

Sexspielzeug Im Versandhandel und in Sexshops bekommen Sie hunderte von verschiedenen Spielsachen. Experimentieren Sie mit Vibratoren, Dildos, Analspielzeug, Klemmen für die Brustwarzen und so weiter. Tun Sie, was Ihre Erregung und Ihren Orgasmus intensiviert.

Haushaltsgegenstände Sie sind oft gefährlich, denn sie können zerbrechen oder verletzen und sind schwer zu reinigen. Dennoch werden Frauen sich auch in Zukunft mit Haarbürstengriffen, Kerzen, Gemüse und vielem anderem beglücken. Das dürfte aber nachlassen, weil die Frauen sich immer weniger scheuen, Sexspielzeug zu kaufen.

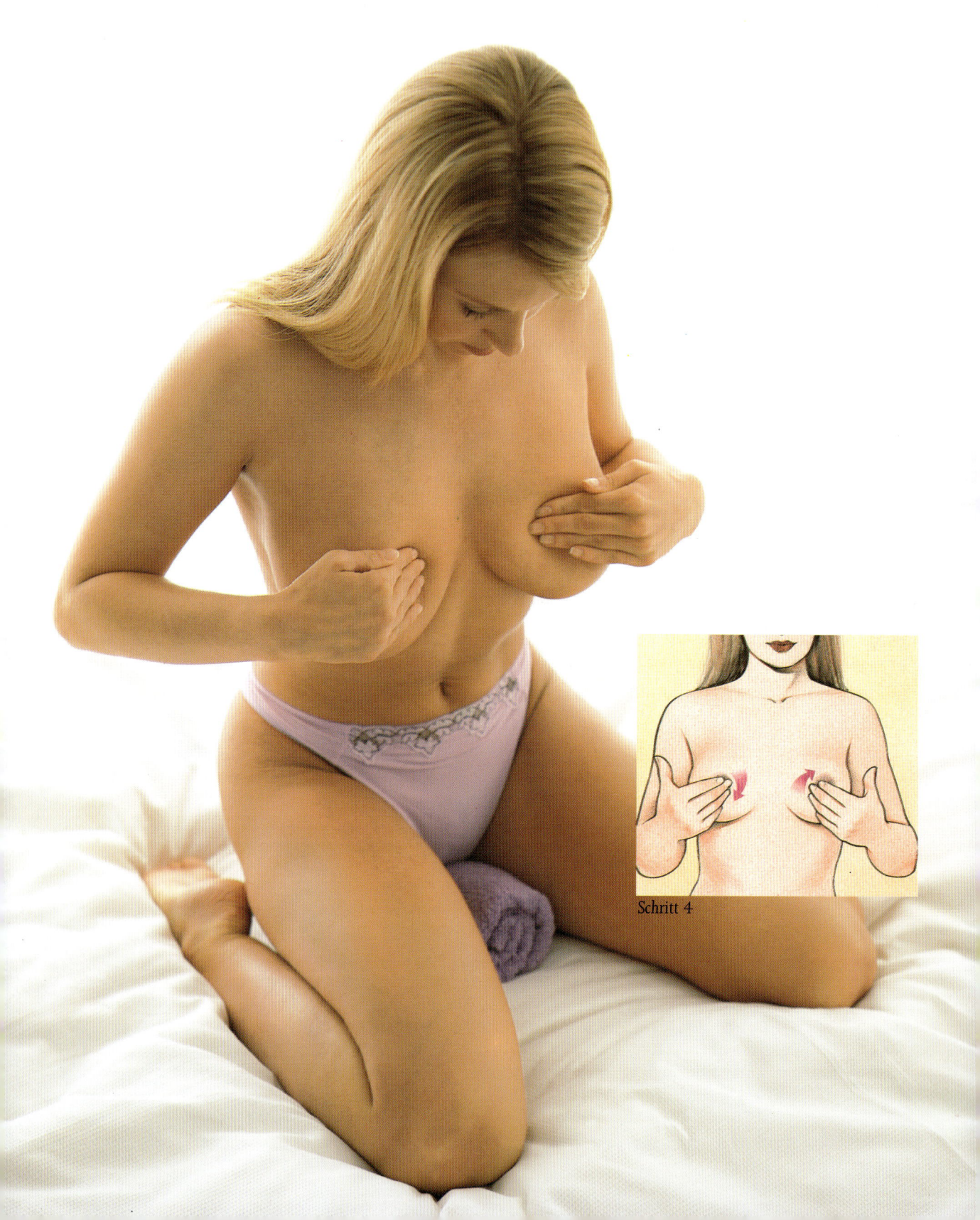

Schritt 4

Steigern Sie Ihre sexuelle Energie

Mit dieser herrlichen erotischen Brustmassage können Sie Ihre sexuelle Energie auf liebevolle, spirituelle Weise zum Heilen nutzen. Sie können sich auf diese Massage beschränken oder sich mit ihr auf die Masturbation oder eine erotische Massage mit Ihrem Partner vorbereiten. Die Taoisten lehren, dass eine solche Brustmassage die Energie nicht nur in den Genitalien, sondern auch in vielen Drüsen aktiviert. Am Ende dieser Übung sollten Sie sich entspannt, erregt und gestärkt fühlen – zu allem bereit.

Setzen oder knien Sie sich über einen runden Gegenstand, zum Beispiel ein zusammengerolltes Tuch oder einen weichen Ball, um Druck auf die Genitalien auszuüben. Reiben Sie die Brüste mit Körperpuder oder einem duftenden Massageöl ein.

Stellen Sie sich vor, dass Ihre sexuelle Energie von der Wirbelsäulenbasis zum Kopf hinaufströmt und sich zwischen den Augen ansammelt.

Wenn das klappt, leiten Sie die Energie in die Brustwarzen. Visualisieren Sie, wie sie in die Brüste fließt und die Brustwarzen wärmt.

Reiben Sie die Handflächen aneinander, um sie zu wärmen. Legen Sie sie dann auf die Brüste. Genießen Sie die Wärme. Pressen Sie die Zunge an den Gaumen. Schließen Sie die Augen und atmen Sie tief.

Massieren Sie die Brüste mit Zeige-, Mittel- und Ringfingern in kleinen kreisförmigen Bewegungen. Drücken Sie dabei das Brustgewebe sanft an die Rippen. Halten Sie Kontakt mit der Haut, während Sie die Brüste umrunden, mit einer Hand im Uhrzeigersinn, mit der anderen gegen ihn. Zum Schluss liegen die Fingerspitzen unten am Brustbein.

Legen Sie das zweite Gelenk der Mittelfinger auf die Brustwarzen. Die Hand liegt flach auf und zeigt nach innen. Die Fingerspitzen sind etwa 4 cm von den Brustwarzen entfernt. Massieren Sie mit winzigen kreisförmigen Bewegungen, mit einer Hand im Uhrzeigersinn, mit der anderen gegen ihn. Das regt die Drüsen im ganzen Körper an.

Wiederholen Sie Schritt 5 während der Schritte 7 bis 10 und konzentrieren Sie sich auf Ihre Gefühle und auf die Empfindungen in der Brust. Die Klitoris sollte bald anschwellen und vielleicht spüren Sie Druck hinter der Stirn, wo die sexuelle Energie sich ansammelt.

Konzentrieren Sie sich auf die Atmung und leiten Sie Ihre Energie in die Brüste. Das setzt einige Übung voraus.

Kontrahieren und lockern Sie die Beckenbodenmuskeln und konzentrieren Sie sich dabei auf die Empfindungen in der Vagina.

Leiten Sie die Atemenergie in die Vagina, in die Vulva und in alle Beckenorgane.

Stellen Sie sich vor, Brustwarzen, Klitoris und Vagina seien durch einen starken Zauberfaden verbunden. Leiten Sie die Energie von der Wirbelsäulenbasis in den Kopf und weiter in die Brustwarzen. Konzentrieren Sie sich auf die Empfindungen dort. Leiten Sie die Energie in die Klitoris und spüren Sie, wie sie warm wird. Zum Schluss lassen Sie die Energie in die Vagina fließen, bis sie feucht wird.

Die Ejakulation verzögern

Die meisten Männer wollen den Sex länger genießen. Das gilt vor allem für junge Männer, die den Höhepunkt meist sehr schnell erreichen. Es gibt viele Gründe, warum Männer vorzeitig ejakulieren: frühe negative sexuelle Erfahrungen, Angst vor Versagen, fehlendes Gespür für die Signale des Körpers und sogar schwache Erregung oder ein schwacher Geschlechtstrieb. Jeder Mann definiert »vorzeitig« anders. Ich hatte Patienten, die sich beklagten, weil sie keine Stunde durchhielten, und andere, die schon vor der Erektion ejakulierten!

Bevor Sie zur Selbsthilfe greifen, sollten Sie Ihren Körper und seine Reaktionen besser kennen lernen. Irgendwann ist ein Punkt erreicht, an dem sich kein Mann mehr im Griff hat. Aber Sie müssen wissen, was an diesem Punkt und – wichtiger noch – knapp davor geschieht. Hier ist der »Stopp-Start« nützlich. Sobald Sie diese Technik innerhalb von 15 Minuten nur ein- oder zweimal anwenden müssen, können Sie zum »Drücken« übergehen. Seien Sie aber geduldig – Sie brauchen vielleicht einige Wochen oder länger für den »Stopp-Start«.

Wenn Sie auch die Druckmethode beherrschen, bitten Sie Ihre Partnerin, Sie in Erregung zu versetzen. Zeigen Sie ihr, wie das geht, damit sie darin ebenso gut wird wie Sie. Eines Tages sollte sie sich auf Ihren erigierten Penis setzen, ohne sich zu bewegen, und sich in den folgenden Tagen immer stärker bewegen, bis Sie lange durchhalten. Wenn Sie dem Orgasmus nahe sind, sollte Ihre Partnerin heruntergleiten, Ihre Eichel drücken, um Sie abzuregen, und die Übung dann wiederholen.

Stopp-Start

Masturbieren Sie 15 Minuten mit trockener Hand, ohne zu ejakulieren. Achten Sie darauf, wie erregt Sie sind (dabei können Sie eine Skala benutzen; siehe Seite 23), damit Sie jederzeit wissen, an welchem Punkt Sie sich befinden.

Wenn Sie dem Orgasmus nahe sind, stellen Sie die Stimulation ein, konzentrieren sich auf Ihre Empfindungen in den Genitalien und holen ein paar Mal sehr tief Luft. Lassen Sie die Erregung eine Weile abklingen und fangen Sie erst wieder an, wenn Sie wirklich bereit sind.

Wiederholen Sie diese Schritte bis Sie 25 Minuten durchhalten.

Wiederholen Sie diese Übung mit Gleitcreme. Das ist viel erregender und daher schwieriger. Beginnen Sie mit kleinen, langsamen Bewegungen und steigern Sie die Intensität, sobald Sie sicherer werden.

Die Druckmethode

Masturbieren Sie mit trockener Hand bis zu dem Punkt, an dem Sie kurz vor dem Orgasmus stehen.

Nehmen Sie die Eichel zwischen Finger und Daumen und drücken Sie knapp unterhalb des Randes kräftig darauf. Dann klingt die Erektion schnell ab.

Wiederholen Sie diese Schritte mehrere Male. Konzentrieren Sie sich dabei auf die erregenden Empfindungen tief im Becken.

Wiederholen Sie die Übung mit Gleitcreme, bis Sie durchhalten, solange Sie wollen.

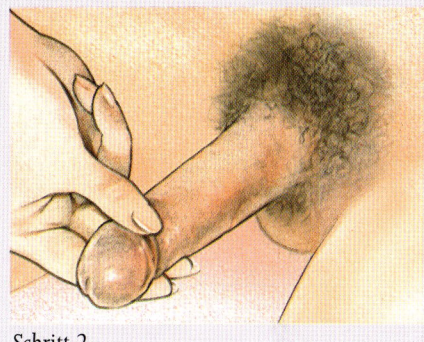

Schritt 2

Es gibt mehrere weitere Tricks, die Sie beim Sex mit der Partnerin probieren sollten, damit Sie die Ejakulation besser hinauszögern können:

● **Anders stoßen** Stoßen Sie langsamer und experimentieren Sie mit anderen Winkeln und Tiefen. Sehr tiefes Eindringen ist vielleicht am besten, weil die Eichel im weiteren Teil der Vagina weniger stimuliert wird.

● **Sich ablenken** Manchen Männern hilft es, wenn sie an ein inneres »Drehbuch« denken, das sie ablenkt, oder wenn sie vor dem Sex visualisieren (siehe Seite 66–67): Stellen Sie sich vor, in die Partnerin einzudringen und dabei entspannt zu sein. Visualisieren Sie nun, zuerst sehr langsam, dann schneller zu stoßen, bis Sie erregt sind. Beruhigen Sie sich dann wieder; seien Sie ruhig und glücklich. Hilfreich ist auch die Konzentration auf andere Körperteile, nicht auf die Genitalien. Die meisten Männer beschäftigen sich bei diesen Übungen zu sehr mit den Genitalien.

Wenn Sie vorzeitig ejakulieren, hilft ein vertrauensvolles Gespräch mit der Partnerin enorm (siehe auch Seite 20–23). Verzichten Sie eine Weile auf den Geschlechtsakt – umwerben Sie Ihre Partnerin wieder. Einerlei, was Sie alleine tun, beim gemeinsamen Liebesspiel sollten Sie sich auf andere Teile des Körpers konzentrieren, da fast alle Männer, die vorzeitig ejakulieren, zu sehr von den Genitalien besessen sind. Lernen Sie, etwas passiv zu werden, während die Partnerin Ihnen hilft, das Problem zu lösen.

Bessere Orgasmen für sie

Viele Frauen haben Orgasmusprobleme. Manche brauchen sehr lange, bis sie ihn erreichen (einige geben sogar entnervt auf), bei anderen ist er so schnell vorbei, dass sie ihn nicht genießen können. Eine beträchtliche Minderheit täuscht Orgasmen vor. Leider gibt es viele Hindernisse auf dem Weg zu einem guten Orgasmus – viel mehr als bei Männern:

● **Körperliche** Diabetes, Hormonmangel, Angst vor Schwangerschaft, der verzweifelte Wunsch, schwanger zu werden.

● **Seelische** Verspannungen, Angst vor Kritik, Angst, sich gehen zu lassen, unbewusste Gleichsetzung des Partners mit dem Vater, die sexlose Mutter als unbewusstes Leitbild, Prägung in der Kindheit (»Sex ist Sünde«), Depressionen, Anorexie, das Gefühl, nach einer Operation (z. B. Entfernung der Gebärmutter) verstümmelt zu sein, latente lesbische Neigungen.

● **Emotionale** Liebeskummer, Schuld- oder Schamgefühle wegen einer Affäre.

● **Sexuelle** Schlechte Masturbationstechnik, Unwille oder Unfähigkeit zu experimentieren, Fantasielosigkeit, Unerfahrenheit, Vorbehalte gegen den Partner (der vielleicht egoistisch ist).

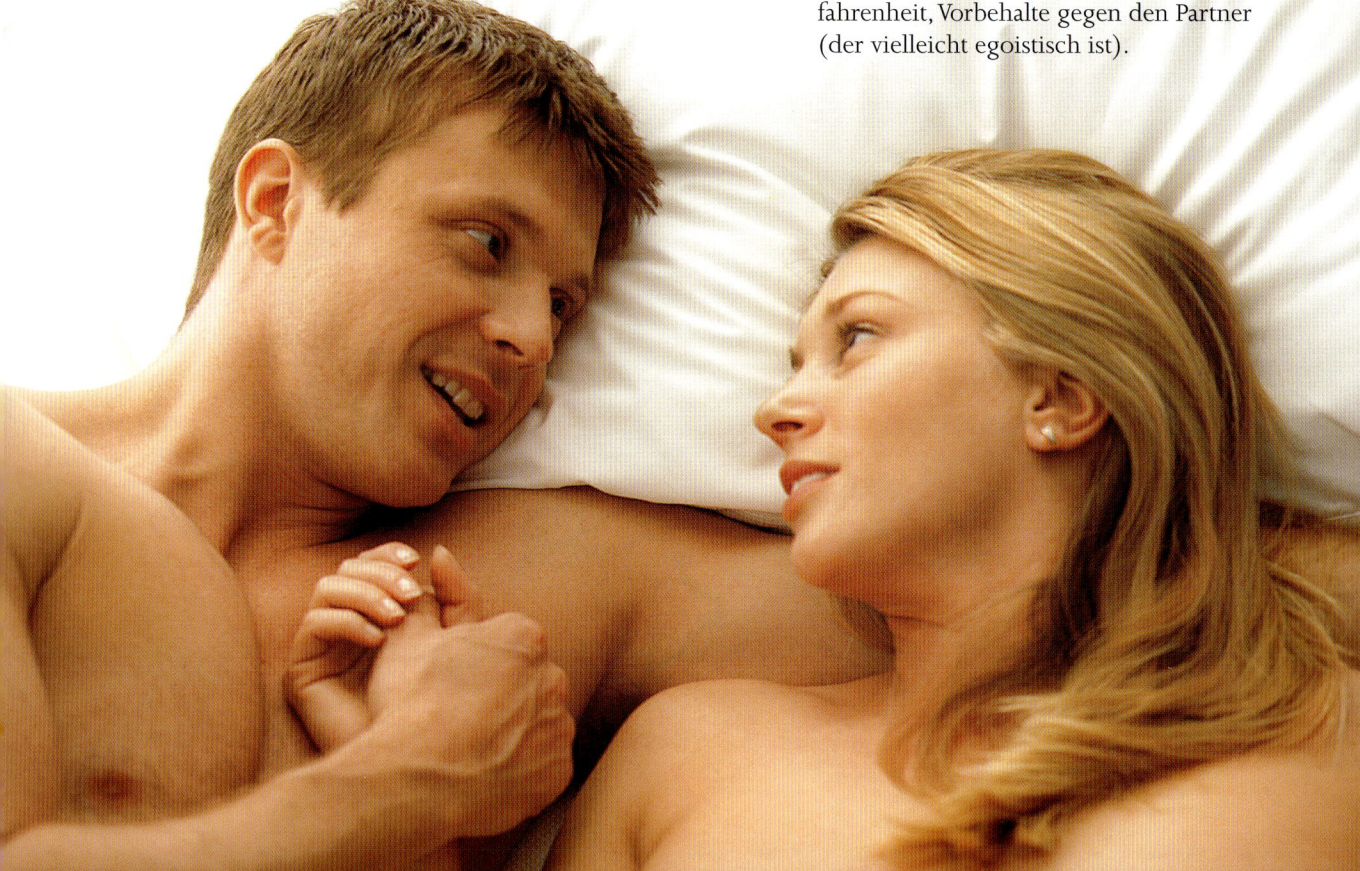

Alle diese Ursachen können verhindern, dass eine Frau (lustvolle) Orgasmen hat. Viele Paare profitieren von fachkundiger Hilfe; manchen mag dieses Buch genügen. Nehmen Sie sich mehr Zeit für Ihr Sexleben – dann können Sie selbst sogar ernstere Störungen beseitigen. Es wird Sie überraschen, welch große Fortschritte Sie allein oder mit dem Partner machen!

Selbsthilfe

Seien Sie ehrlich. Viele Frauen machen sich oder ihrem Partner etwas vor und wundern sich dann über die Folgen. Es ist sinnlos, zu simulieren und darauf zu hoffen, dass der Partner Sie »retten« wird. Es geht nicht nur um vorgetäuschte Orgasmen – die gefährlich genug sind –, sondern auch um die Selbsttäuschung, dass alles halb so schlimm ist; wobei der Wunsch, den Frieden zu bewahren, das Motiv sein kann.

Reden Sie mit dem Partner. Er sollte Ihr bester Freund und Helfer sein. Untersuchen Sie gemeinsam, was los ist und was Sie besser machen können. Ihr Partner kann Ihnen vielleicht nicht nur bei Problemen mit Ihrer Beziehung helfen – denn er ist ein Teil von ihr –, sondern Ihnen auch Einsichten in Ihre Sexualität vermitteln – weil er Sie so gut kennt. Ein liebevoller Partner, der das Beste für Sie will, ist ein mächtiger Verbündeter.

Gehen Sie zum Arzt. Das ist am wichtigsten, wenn Sie glauben, eine Krankheit oder Medikamente seien an Ihrem Problem schuld.

Lernen Sie Ihre Genitalien kennen. Siehe Seite 34–37. Das ist ein wichtiger Startpunkt.

Masturbieren Sie häufiger. Siehe Seite 56–59.

Schulen Sie Ihre Fantasie. Lesen Sie erotische Literatur, schauen Sie sich Sexvideos an, schreiben Sie ein Sexdrehbuch und so weiter. Wenn möglich, teilen Sie Ihre Fantasien mit dem Partner; bitten Sie ihn, beim Liebesspiel mit Ihnen darüber zu reden. Sie können auch eine Fantasie inszenieren – aber seien Sie dabei vorsichtig.

Sagen Sie Ihrem Partner, wie er helfen kann. Vielen Frauen, die von ihrem Partner unzureichend stimuliert werden, fällt es umso schwerer, das Problem anzusprechen, je länger sie damit warten. Kritisieren Sie nicht seine Ungeschicklichkeit, sondern loben Sie ihn, wenn er etwas richtig macht, und zeigen Sie ihm behutsam, was Sie in Stimmung bringt.

Visualisieren Sie. Das ist eine wirksame Methode, um die Erregung zu steigern (siehe Seite 66–67).

Trainieren Sie Ihre Beckenmuskeln. Siehe Seite 72–73.

Benutzen Sie einen guten Vibrator. Siehe Seite 68–69.

Nutzen Sie die Erfahrungen anderer Frauen. Einige meiner Patientinnen profitieren sehr davon. Das gilt natürlich nur, wenn die Frauen etwas zu sagen haben und Sie ihnen vertrauen.

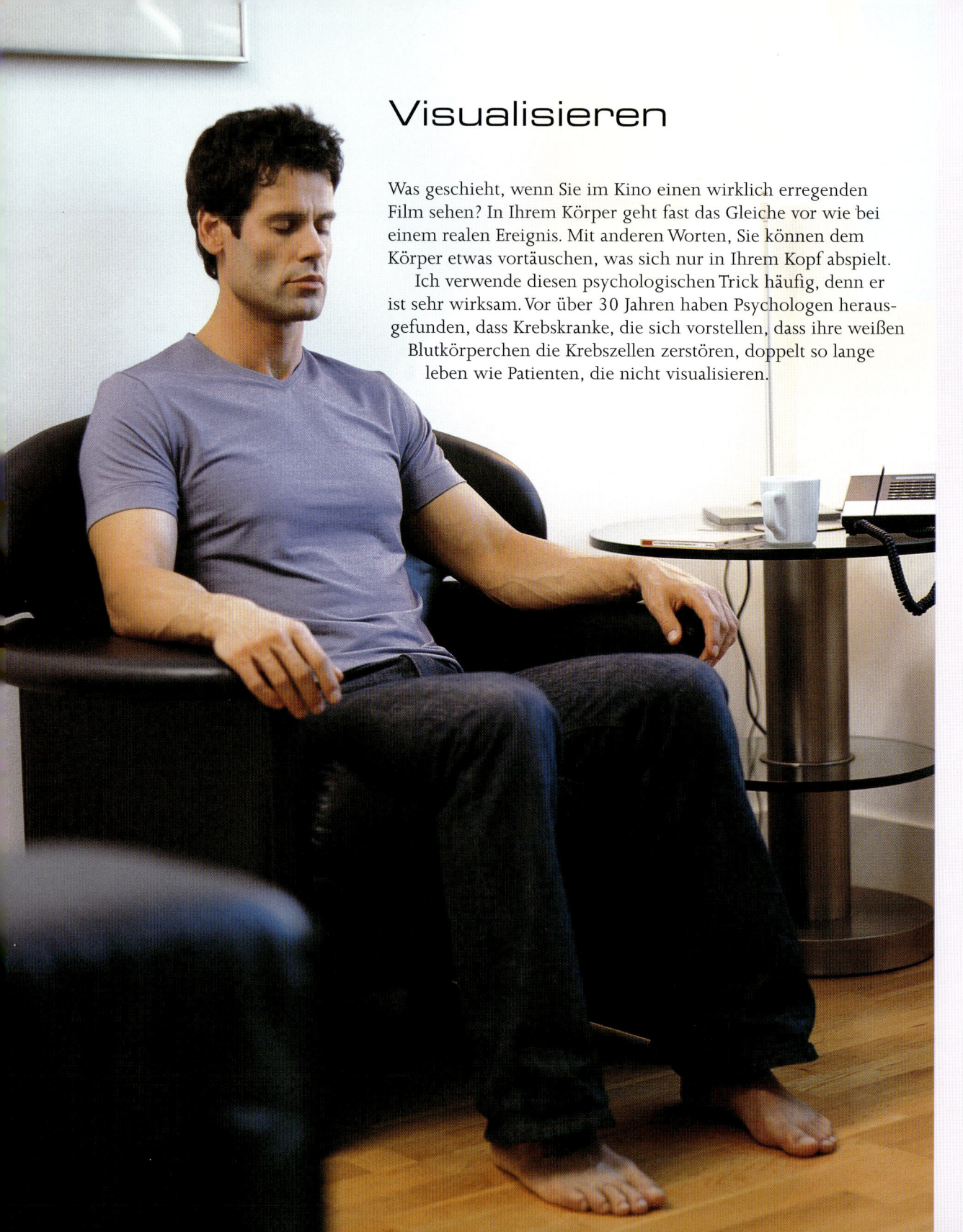

Visualisieren

Was geschieht, wenn Sie im Kino einen wirklich erregenden Film sehen? In Ihrem Körper geht fast das Gleiche vor wie bei einem realen Ereignis. Mit anderen Worten, Sie können dem Körper etwas vortäuschen, was sich nur in Ihrem Kopf abspielt.

Ich verwende diesen psychologischen Trick häufig, denn er ist sehr wirksam. Vor über 30 Jahren haben Psychologen herausgefunden, dass Krebskranke, die sich vorstellen, dass ihre weißen Blutkörperchen die Krebszellen zerstören, doppelt so lange leben wie Patienten, die nicht visualisieren.

Im Sexleben können Sie visualisieren, wenn Sie den Orgasmus zu schnell oder zu langsam erreichen, sich mit Ihrem Körper nicht wohlfühlen, schüchtern sind, Schuldgefühle haben, sich vor Sex fürchten, Hilfe brauchen, um erregt zu werden, oder Ihren Partner nicht mehr mögen. Wichtig ist, dass Sie täglich üben – vielleicht ein paar Wochen –, damit das innere Bild immer reicher an Details und positiven Erlebnissen wird.

Eine Visualisierung ist ähnlich wie eine Fantasie ein geistiges Spiel, bei dem Sie sich eine Szene oder Situation ausmalen. Sie müssen alle Sinne einbeziehen, um die Szene vor dem geistigen Auge zu sehen. Ich fordere meine Patienten meist auf, sich an einen Strand zu versetzen. Von guten Ergebnissen kann jedoch nur dann die Rede sein, wenn sie die salzige Luft schmecken, die Algen riechen, die spielenden Kinder hören und die warme Sonne spüren. Nur dann kann ihr Geist sie davon überzeugen, tatsächlich am Strand zu sein und ihn sich nicht nur vorzustellen.

Denken Sie sich eine sexy Geschichte aus, mit einem Ende, das Ihre Wünsche erfüllt. Sie sollte Erlebnisse und Empfindungen für alle Sinne einschließen.

Schreiben Sie die ganze Geschichte auf. Der idealisierte Hauptdarsteller sind Sie. Ihre echten Neurosen, Sorgen, Schwächen und so weiter bleiben außen vor, in Ihrer Story läuft alles nach Wunsch. Vielleicht nehmen Sie sie auf Band auf, langsam und ruhig, und hören sich selbst in aller Gemütlichkeit zu, immer wieder, über Wochen hinweg.

Legen Sie sich an einem ruhigen Platz hin (niemand sollte Sie stören) oder setzen Sie sich in einen bequemen Sessel.

Atmen Sie ein bis zwei Minuten langsam und tief, bis Sie wohlig entspannt sind.

Lassen Sie die Augen geschlossen. Leeren Sie Ihren Geist. Das erfordert einige Übung.

Kontrahieren und entspannen Sie nach und nach jede Muskelgruppe vom Scheitel bis zu den Füßen. Spüren Sie, wie die Spannung in jedem Körperteil abklingt, ehe Sie zum nächsten übergehen. Wenn Sie bei den Füßen angelangt sind, sollte sich der ganze Körper warm, entspannt und schwer anfühlen.

Visualisieren Sie die Geschichte oder hören Sie sich das Band an und versenken Sie sich in die Gefühle. Es wird Sie überraschen, wie Ihr Körper reagiert. Vielleicht werden Sie zum Beispiel tatsächlich erregt.

Bleiben Sie mit geschlossenen Augen liegen oder sitzen und schwelgen Sie entspannt in den angenehmen Gefühlen.

Die ganze Übung dauert etwa zehn Minuten. Am besten wiederholen Sie sie täglich einmal. Sobald Sie daran gewöhnt sind, geht das überall. Ich habe Patienten, die dabei auf die Kinder, einen Zug oder sogar den Zahnarzt warten. Mit der Zeit wollen oder müssen Sie vielleicht die Szene ändern. Auch das ist eine gute Methode, wenn Sie lernen wollen, mit neuen Situationen in Ihrem Sexleben besser fertig zu werden.

Vibratoren für sie

Vielleicht finden Sie dieses Kapitel in einem Buch über Massage sonderbar, aber Vibratoren haben durchaus etwas mit Massage zu tun. Manche Menschen lockern die Muskeln mit Vibratoren, genau wie Masseure es tun. Wenn es darum geht, Ihre sexuellen Reaktionen zu steigern, sind Vibratoren am wertvollsten, weil sie zuverlässig und ziemlich schnell einen Orgasmus auslösen. Deshalb sind sie ein wichtiger Bestandteil Ihrer Ausrüstung.

Mit einem Vibrator können Sie schneller zum Orgasmus kommen, aber auch die Intensität und die Zahl Ihrer Orgasmen steigern (siehe Seite 64–65). Viele Frauen erreichen nur mit Vibrator einen Orgasmus. Meiner Erfahrung nach setzen die meisten Frauen den Vibrator an der Klitoris oder in deren Umgebung an; einige führen ihn in die Vagina ein, weil er dort Empfindungen auslöst, die sie genießen. Die erotische Massage mit Ihrem Partner profitiert von vielen Ihrer neuen Fertigkeiten und Reaktionen. Und wenn Sie beide Spaß daran haben, spricht nichts dagegen, dass Sie während der Massage einen Vibrator verwenden.

Kürzlich befragte ich 500 Frauen, die in den vergangenen drei Monaten einen Vibrator gekauft hatten. Die häufigsten Klagen waren: a) Er ist zu laut, b) Er ist zu schwach, c) Er gleicht zu sehr einem Penis und d) Er lässt sich schwer reinigen. Genau das Gleiche hatte ich im Laufe der Jahre in meiner Praxis gehört.

Früher wurden die meisten Vibratoren von Männern entworfen, die sie – vielleicht unbewusst – als Penisersatz betrachteten. Das ändert sich langsam. Leute wie ich fragen die Frauen, was sie wirklich wollen, und stellen dann Produkte her, die diesen Bedarf decken. Außerdem sind heute bei den Herstellern von Sexspielzeug mehr Frauen beschäftigt als je zuvor.

Vibratoren gibt es in hunderten von Formen. Manche werden mit den Händen betätigt, andere mit Batterien. Viele sehen ansprechend aus, ohne einem Penis zu gleichen. Legen Sie sich einige zu, die Sie effektiv finden.

Der Umgang mit Vibratoren

● **Verwenden Sie gute Batterien.** Langlebige Batterien sind am besten. Viele Frauen klagen, ihr Vibrator sei nutzlos; aber sie prüfen die Batterien nicht regelmäßig. Zuverlässigkeit ist der Hauptvorteil von handbetriebenen Vibratoren.

● **Verwenden Sie ihn nicht im Bad.** Oder kaufen Sie einen wasserdichten Vibrator für die Badewanne.

● **Dämpfen Sie den Schall.** Viele Frauen mögen das Geräusch eines Vibrators nicht, weil es verrät, was sie tun. Legen Sie Musik auf oder kaufen Sie einen leisen Vibrator. Wenn Sie den Karton im Batteriefach belassen, wird der Lärm ebenfalls leiser.

● **Halten Sie ihn sauber.** Sie brauchen ihn nicht zu desinfizieren, Waschen in warmem Wasser genügt. Führen Sie nie einen ungereinigten Vibrator in die Vagina ein, wenn er vorher im Anus war, oder streifen Sie ein Kondom über ihn.

● **Entfernen Sie nach Gebrauch die Batterien.** Wenn sie zu lange im Vibrator bleiben, können sie auslaufen und ihn zerstören. Entfernen Sie also die Batterien, es sei denn, Sie benutzen ihn häufig.

Was Vibratoren anbelangt, müssen Sie durch Versuch und Irrtum herausfinden, was gut für Sie ist; aber die folgenden Tipps können Ihnen dabei helfen. Seien Sie vor allem auf neue Empfindungen vorbereitet. Bei den meisten Frauen unterscheiden sich die vom Vibrator ausgelösten Orgasmen von den normalen. Einige sagen, sie seien besser oder stärker, manche halten sie nur für anders. Wenn eine Frau ihren G-Punkt (siehe Seite 36) nicht erreicht, kann ein spezieller Vibrator bei ihr ungeahnte Lustgefühle hervorrufen.

Achten Sie darauf, dass Sie schon vorher erregt sind. Manche Frauen führen den Vibrator gerne ein, wenn sie noch trocken sind; aber die allermeisten müssen ziemlich erregt sein, ehe sie die Genitalien und besonders die Klitoris stimulieren. Natürlich können Sie sich in Stimmung bringen, indem Sie mit einem Vibrator andere Körperteile stimulieren, zum Beispiel die Schultermuskeln oder die Brustwarzen.

Verwenden Sie reichlich Gleitcreme. Das ist immer wichtig, es sei denn, Sie sind sehr erregt und feucht. Vor allem die »klebrigen« Latexvibratoren brauchen eine Menge Gleitcreme, die neueren, geleeartigen Typen viel weniger.

Fangen Sie nicht mit der Klitoris oder Vagina an. Experimentieren Sie zuerst mit den Brustwarzen, der Innenseite der Schenkel, dem Damm, dem Schambeinbereich oder anderen Stellen. Ich wundere mich seit 25 Jahren darüber, wie viele Frauen sich gleich auf die Klitoris oder Vagina stürzen.

Stimulieren Sie die Klitoris. Beginnen Sie in einigem Abstand zur äußeren Klitoris, vielleicht am Scheideneingang, ehe Sie mit dem Vibrator die Eichel (siehe Seite 34–35) berühren. Viele Frauen stimulieren die Klitoris nur, wenn sie schon sehr erregt oder dem Orgasmus nahe sind.

Vergessen Sie die Vagina nicht. Manche Frauen stimulieren nur die Klitoris und vernachlässigen daher ein anderes Lustzentrum. Natürlich können Sie zwei Vibratoren gleichzeitig benutzen (siehe unten) und so die Lust verdoppeln. Es gibt heute Vibratoren mit zwei Enden, die genau das leisten. Genießerinnen, die alles wollen, können einen Vibrator benutzen, der die Klitoris, die Vagina und den Anus zugleich stimuliert.

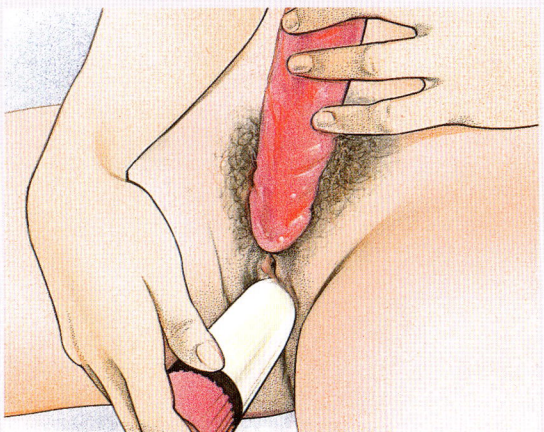

Vibratoren für ihn

Nur wenige Männer denken daran, einen Vibrator zu benutzen, und ihre Partnerinnen denken erst recht nicht daran. Natürlich ist die Bandbreite der Lustgefühle, die ein Vibrator beim Mann auslösen kann, viel kleiner als bei der Frau; dennoch lohnt sich ein Versuch. Leider halten viele Männer Vibratoren für »Frauenspielzeug« und kommen sich schon beim Experimentieren unmännlich vor. Das ist ein doppeltes Versäumnis!

Obwohl einige Männer erregt werden, wenn sie den Vibrator an die Hoden, an den Damm oder an den Anus legen, weiß ich aus Erfahrung, dass es nur zwei Stellen gibt, an denen Männer die Stimulation mit einem Vibrator wirklich genießen: die Klitoris und der G-Punkt. Leider kennen viele diese Stellen nicht!

(Tipps zur Pflege eines Vibrators finden Sie auf Seite 68.)

Die Stimulation der Klitoris

Auch Männer haben eine Klitoris (siehe Seite 31), und zwar tief in der Eichel unter dem Bändchen. Man kann sie zwar nicht sehen, aber sie kann wie bei der Frau starke Lustgefühle auslösen. Manche Paare entdecken sie zufällig, wenn die Frau eine Fingerspitze auf dieser Stelle vibrieren lässt.

Suchen Sie Ihre Klitoris, wenn Sie erregt sind. Ziehen Sie die Vorhaut nach unten, und tragen Sie auf der Unterseite der Eichel Gleitcreme auf. Drücken Sie fest auf das Bändchen, achten Sie auf Ihre Empfindungen, und nehmen Sie die Klitoris zwischen Zeigefinger und Daumen. Rollen Sie mit dem Zeigefinger sanft darüber, bis Sie ein angenehmes Gefühl spüren. Klopfen Sie dann wiederholt behutsam darauf. Drücken Sie nun die Fingerspitze tief in die Klitoris hinein und lassen Sie sie vibrieren.

Das kann zu einer Ejakulation ohne Erektion führen – eine wichtige Lektion für Westler, die glauben, ein Mann könne nur ejakulieren oder einen Orgasmus haben (das ist zweierlei), wenn der Penis erigiert ist. Das ist falsch. Erektion, Ejakulation und Orgasmus müssen beim Mann nicht zusammenfallen! Sie können eine Erektion ohne Ejakulation oder Orgasmus haben. Sie können einen Orgasmus ohne Erektion oder Ejakulation haben. Und Sie können ohne Orgasmus oder Erektion ejakulieren. Wenn Sie das verstanden und erlebt haben, ändert sich auch Ihre Einstellung zur erotischen Massage.

Wenn Sie mit einem Vibrator tiefe Wogen der Lust auslösen, haben Sie innerhalb von zehn Sekunden sehr angenehme Empfindungen, die sich sehr vom Lustgefühl bei der üblichen Penisstimulation unterscheiden. Viele Männer haben dabei einen Orgasmus oder sie ejakulieren.

Legen oder setzen Sie sich mit entblößten Genitalien bequem hin. Tragen Sie reichlich Gleitcreme auf die Eichel auf. Eine Erektion ist nicht notwendig.

Legen Sie den Penis flach auf den Bauch und berühren Sie mit dem Vibrator das Bändchen. Üben Sie festen Druck aus,

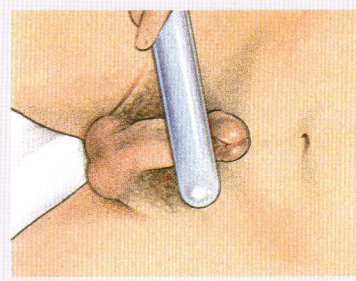

Schritt 2

sodass die Eichel zwischen Bauch und Vibrator eingeklemmt ist.

Variieren Sie den Druck und achten Sie auf Ihre Empfindungen, bis Sie wissen, was für Sie am besten ist. Irgendwann werden Sie ohne manuelle Stimulation ejakulieren, vielleicht mit einer teilweisen Erektion – oder sogar ohne Erektion.

Die Stimulation des G-Punktes

Mit einem G-Punkt-Vibrator können Sie die Prostata erreichen (siehe Seite 32–33) und intensiv stimulieren. Sie können die unten beschriebene Methode abwandeln. Wenn Sie den Punkt gefunden haben, bewegen Sie die Vibratorspitze hin und her, um die Prostata zu massieren, oder Sie stimulieren gleichzeitig den Penis. Es kann eine Weile dauern, bis Sie die richtige Stelle gefunden haben.

Legen Sie sich mit gespreizten Beinen bequem hin oder setzen Sie sich auf die Fersen. Stimulieren Sie den Penis.

Sobald Sie eine Erektion haben, tragen Sie reichlich Gleitcreme auf den Anus auf und führen einen oder zwei Finger ein.

Befeuchten Sie auch den Vibrator und führen Sie ihn langsam ein. Das ist ganz anders, als wenn Sie ein Objekt in eine Vagina einführen, die nach unten und hinten führt. Der Enddarm geht nach oben und nach vorne!

Experimentieren Sie mit Stellungen, bis Sie die gewünschten Empfindungen auslösen. Seien Sie nicht überrascht, wenn Sie ohne Erektion einen Orgasmus haben.

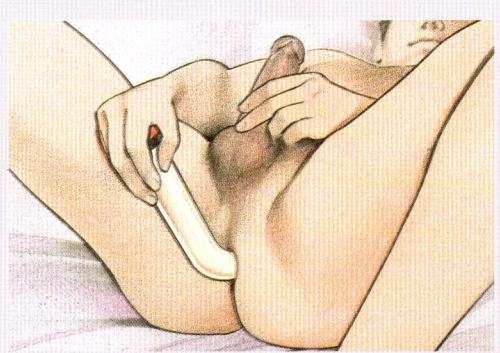

Schritt 3

Das Training der Beckenmuskeln

Viele der wundervollen Empfindungen bei starker Erregung und beim Orgasmus werden durch Kontraktionen der Beckenmuskeln ausgelöst. Diese liegen beim Mann an der Peniswurzel und um den Anus herum, bei der Frau bilden sie eine Acht im Anal- und Vaginalbereich.

Wie alle Muskeln werden auch die Beckenmuskeln schlaff, wenn wir sie nicht benutzen, und sie lassen sich trainieren. Kräftige Beckenmuskeln sind eine große Hilfe für Frauen, bei denen die Vagina nach einer Entbindung oder nach der Menopause erschlafft ist oder die ihre Blase schlecht im Griff haben. Ein Mann mit Erektionsproblemen profitiert ebenfalls von starken Beckenmuskeln.

Manche Frauen, die Beckenübungen (z. B. Kegel-Übungen) machen, haben danach zum ersten Mal mehrfache Orgasmen. Viele berichten auch, dass der Geschlechtsakt jetzt nicht nur ihnen mehr Spaß macht, sondern auch ihrem Partner, weil sie seinen Penis »melken« können. Manche Frauen können einen Mann allein dadurch zum Orgasmus bringen – er braucht gar nicht zu stoßen.

Die folgenden Übungen eignen sich für beide Geschlechter. Gehen Sie erst zur zweiten über, wenn Sie die erste beherrschen, und so weiter.

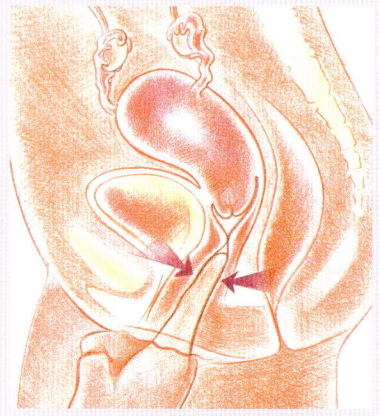

Kontraktionen Warten Sie, bis Ihre Blase gefüllt ist. Urinieren Sie dann und unterbrechen Sie den Harnstrahl mit Hilfe Ihrer Beckenmuskeln (nicht der Bauchmuskeln). Wenn Sie täglich üben, können Sie bald nach Belieben urinieren oder damit aufhören.

Aufzug Hierfür muss die Blase leer sein. Stellen Sie sich Ihr Becken als Aufzug vor. Ziehen Sie ihn langsam vom ersten in den fünften Stock hinauf. Nach einigen Wochen können Sie ihn in jede Etage bringen und dort anhalten.

Flattern Kontrahieren und lockern Sie die Beckenmuskeln mehrmals am Tag jeweils 10 bis 20 Mal rhythmisch.

Es gibt mehrere Methoden, Ihre Fortschritte zu prüfen. Eine Frau kann einen Finger in die Vagina einführen (siehe oben) und festhalten. Ein Mann kann den gleichen Test im After machen; aber das ist schwieriger. Eine Frau mit sehr starken Muskeln kann einen Bleistift (mit dem stumpfen Ende innen!) so fest umklammern, dass man ihn fast nicht herausziehen kann. Das ist aber kein Test für Männer.

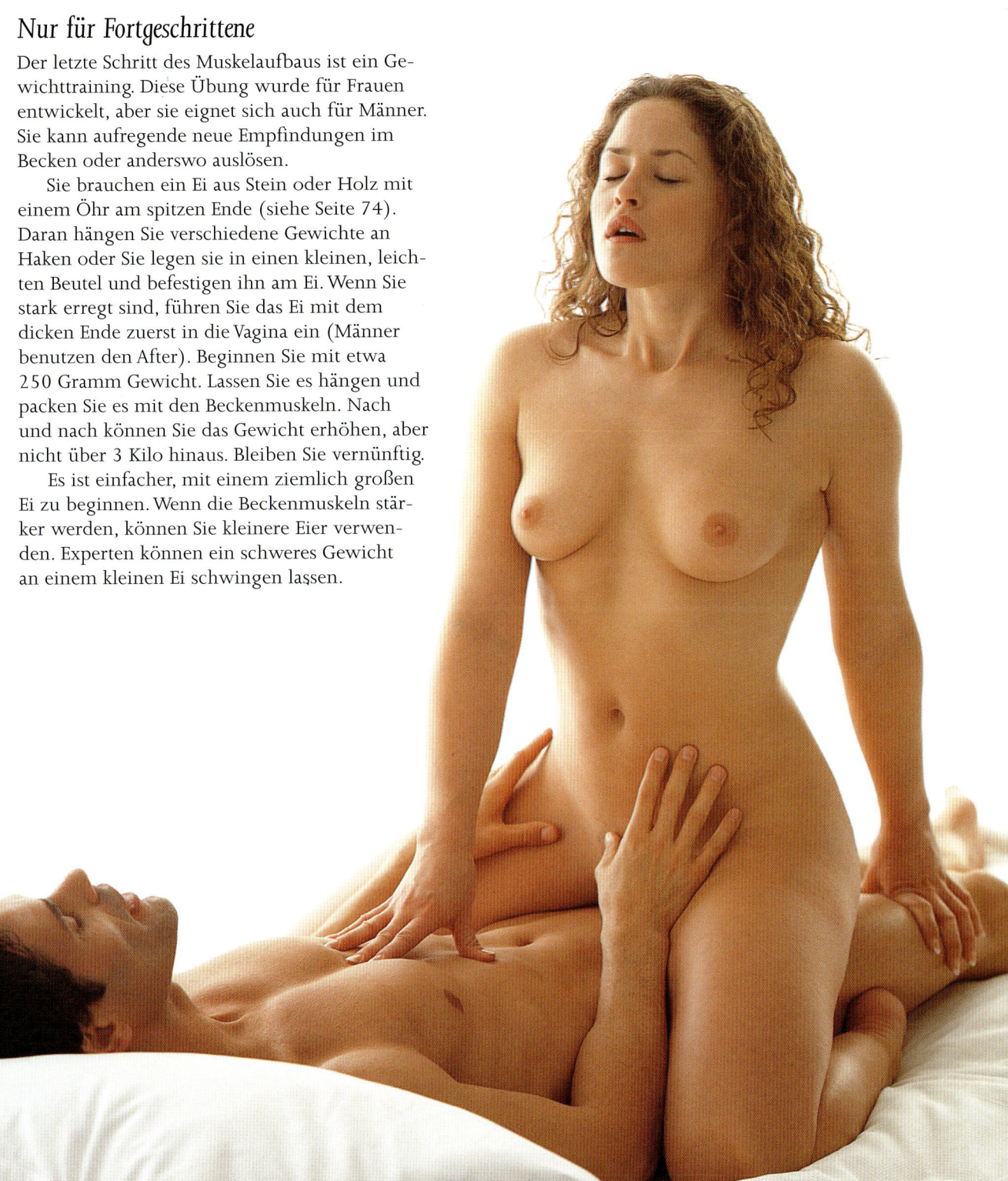

Nur für Fortgeschrittene

Der letzte Schritt des Muskelaufbaus ist ein Gewichttraining. Diese Übung wurde für Frauen entwickelt, aber sie eignet sich auch für Männer. Sie kann aufregende neue Empfindungen im Becken oder anderswo auslösen.

Sie brauchen ein Ei aus Stein oder Holz mit einem Öhr am spitzen Ende (siehe Seite 74). Daran hängen Sie verschiedene Gewichte an Haken oder Sie legen sie in einen kleinen, leichten Beutel und befestigen ihn am Ei. Wenn Sie stark erregt sind, führen Sie das Ei mit dem dicken Ende zuerst in die Vagina ein (Männer benutzen den After). Beginnen Sie mit etwa 250 Gramm Gewicht. Lassen Sie es hängen und packen Sie es mit den Beckenmuskeln. Nach und nach können Sie das Gewicht erhöhen, aber nicht über 3 Kilo hinaus. Bleiben Sie vernünftig.

Es ist einfacher, mit einem ziemlich großen Ei zu beginnen. Wenn die Beckenmuskeln stärker werden, können Sie kleinere Eier verwenden. Experten können ein schweres Gewicht an einem kleinen Ei schwingen lassen.

Stärken Sie die Vagina

Regelmäßiges Training der Beckenmuskeln (siehe Seite 72–73) stärkt die Vagina. Aber es gibt noch eine andere gute Methode aus dem alten China, für die Sie ein solides Ei brauchen.

Suchen Sie im Internet nach Lieferanten von hölzernen oder steinernen Eiern mit einem Durchmesser von etwa 2,5 Zentimetern. Je kleiner das Ei ist, desto mehr müssen Sie sich anstrengen. Manche Frauen beginnen mit einem viel größeren Ei und verringern die Größe nach und nach. Am spitzen Ende muss eine starke Schnur angebracht sein. Säubern Sie das Ei vor dem ersten Gebrauch gut. Kochen Sie es in Wasser oder legen Sie es eine Stunde in eine Desinfektionslösung. Nach Gebrauch waschen Sie es mit warmem Wasser.

Es ist wichtig, dass Sie vor der Übung in der richtigen Stimmung sind. Massieren Sie mindestens fünf Minuten lang Ihre Brüste von den Brustwarzen nach außen. Die Wirkung ist eingetreten, wenn die Warzen steif werden und die Brüste sich voller anfühlen. Stimulieren Sie dann für weitere fünf Minuten die Klitoris und die äußere Vulva, bis Sie stark erregt sind.

Ehe Sie das Ei einführen, sollten Sie die einzelnen Abschnitte der Vagina kennen. Wenn Sie sich diese Abschnitte als Teile eines Aufzugschachts vorstellen, können Sie sich besser vorstellen, wo der Lift sich jeweils befindet und was in Ihrer Vagina geschieht. Dann können Sie auch deren Muskeln beim Sex besser nutzen.

Der erste Abschnitt der Vagina besteht aus den Muskeln der Öffnung und dem untersten Teil der Röhre, der dritte Abschnitt liegt ganz oben vor dem Gebärmutterhals und der zweite befindet sich zwischen diesen beiden. Viele Muskeln umgeben den zweiten und dritten Teil und mit ihnen können Sie das Ei in verschiedene Richtungen bewegen. Das hört sich etwas sonderbar an, wenn Sie es noch nie probiert haben; aber wenn Sie ein wenig üben, wissen Sie, worum es geht.

Allein der Versuch, die Beckenmuskeln in den Griff zu bekommen, ist ein guter erster Schritt. Nur wenige Frauen wissen, was in ihrem Becken vorgeht – oder was vorgehen könnte, wenn sie sich etwas Mühe geben würden.

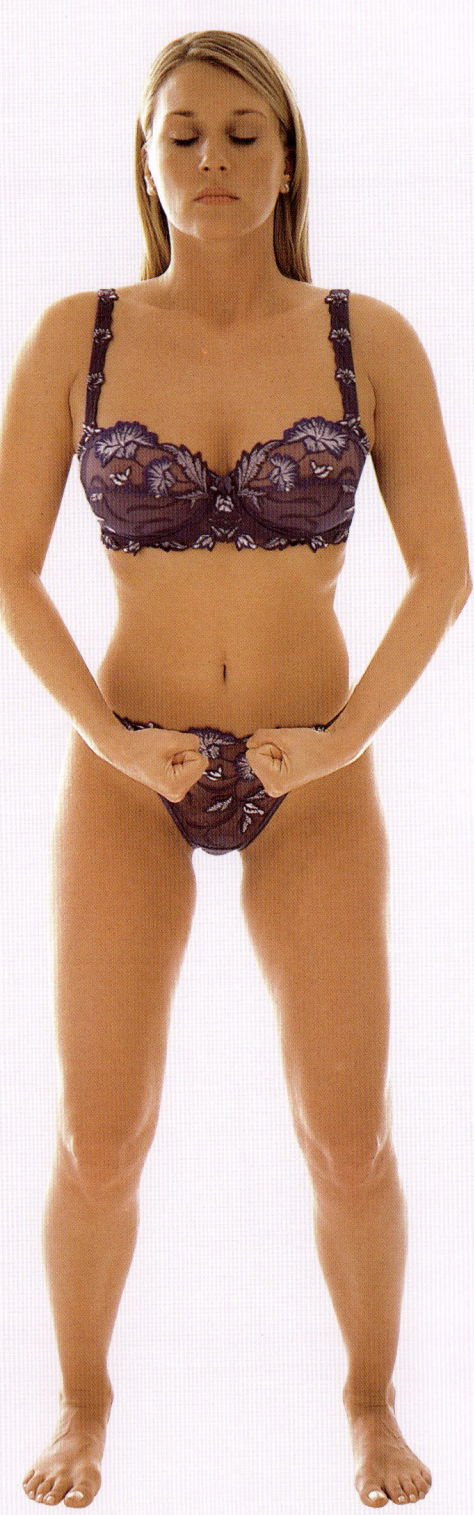

Natürlich bringen nicht alle Frauen so viel Interesse am Detail auf; aber die Frauen, die versuchen, sich selbst besser zu verstehen, profitieren davon. Leider ist die Vagina für viele Frauen eine Art »schwarzes Loch«, in dem der Penis des Partners und andere Dinge auf rätselhafte Weise verschwinden. Den meisten Frauen ist neu, dass die Vagina ein sehr dynamischer Muskelschlauch ist, mit dem sie ihre Lust und die des Partners erheblich steigern können. Übungen mit Eiern sind ein guter Anfang dieser Entdeckungsreise.

1 Sobald Sie erregt sind (nach einer Brust- und Genitalmassage), führen Sie das Ei mit dem dicken Ende zuerst ein.

2 Nehmen Sie die Yoga-Pferdestellung ein (siehe Bild Seite 74) und kontrahieren Sie den ersten Abschnitt der Vagina, um das Ei festzuhalten.

3 Atmen Sie tief ein und spannen Sie die Muskeln ganz oben in der Vagina an. Dadurch kontrahieren der zweite und der dritte Abschnitt gleichzeitig und Sie spüren, wie das Ei nach oben in den zweiten Abschnitt wandert.

4 Packen Sie das Ei fest mit dem zweiten Abschnitt. Dafür brauchen Sie etwas Übung.

5 Versuchen Sie, das Ei in der Vagina langsam nach oben und unten zu bewegen. Dafür brauchen Sie Fantasie und Muskelkontraktionen. Ruhen Sie sich aus. Spüren Sie die Energie, die sich im Becken ansammelt.

6 Experimentieren Sie auch mit Seitwärtsbewegungen. Auch dafür brauchen Sie Übung. Wenn Sie den Trick beherrschen, können Sie das Ei nach oben und unten sowie seitwärts wandern lassen und das Tempo ebenso variieren wie den Druck.

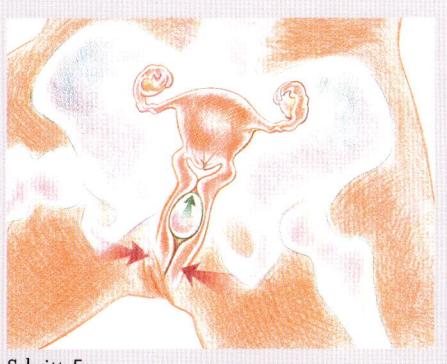

Schritt 5

Stärken Sie Ihre Erektion

Die Stärke einer Erektion wird durch sexuelle Stimulation (siehe Seite 53-55), die Beckenmuskeln (siehe Seite 72-73), Fantasien, den Gesundheitszustand, spezielle Techniken und die Lebensweise beeinflusst. Einige bewährte mentale Tricks beschreibe ich unten. Am besten üben Sie allein, damit Sie nicht abgelenkt werden. Sie können dabei aber masturbieren.

● **Erinnerungen** Denken Sie an eine Situation, in der Ihre Erektion tatsächlich stark war. Stellen Sie sich die Szene plastisch vor und verschönern Sie sie noch.

● **Fantasie** Stellen Sie sich ein sexuelles Erlebnis vor. Ihr Penis ist riesig, Ihre Partnerin entzückt darüber. Verwenden Sie innere Bilder, welche die stärkste Erektion auslösen (manche heterosexuellen Männer stellen sich dabei einen Mann vor), und kümmern Sie sich nicht um Ihren inneren Polizisten. Stimulieren Sie den Penis und schwelgen Sie in heißer Lust.

● **Visualisieren** Feilen Sie Ihr inneres Bild aus (siehe Seite 66–67). Sehen Sie jedes Detail, visualisieren Sie eine Szene, in der Ihr Penis groß ist und immer noch wächst. Atmen Sie tief und genießen Sie Ihre Lust. Setzen Sie die Szenenfolge fort, wenn Sie wollen.

Gesundheit und Lebensweise

Es gibt viele wissenschaftlich belegte Möglichkeiten, Erektionen zu verstärken. Meist steigt dabei der Testosteronspiegel des Blutes.

● **Essen Sie Fleisch.** Mageres Huhn und Meeresfrüchte liefern Zink, das für die Testosteronproduktion benötigt wird.

● **Meiden Sie Milchmixgetränke.** Männer, die Milch-Shakes trinken, haben einen niedrigeren Testosteronspiegel.

● **Massieren Sie die Hoden.** Das erhöht die Testosteronproduktion (siehe Seite 138–139).

● **Überprüfen Sie Ihre Medikamente.** Antidepressiva, Blutdrucksenker und viele andere Medikamente schwächen die Erektion.

● **Bleiben Sie ehrgeizig.** Studien belegen, dass »Siegertypen« höhere Testosteronspiegel haben.

● **Treiben Sie Sport.** Männer, die dreimal in der Woche trainieren, haben höhere Testosteronspiegel.

● **Nehmen Sie sich Zeit.** Probieren Sie die »Stopp-Start«-Methode aus (siehe Seite 62).

Besondere Techniken

Viele Männer haben nie eine optimale Erektion, weil sie unzulängliche Masturbationsmethoden anwenden. Auf Seite 53-55 finden Sie eine Menge neue Ideen. Auch die nachfolgenden sind nützlich.

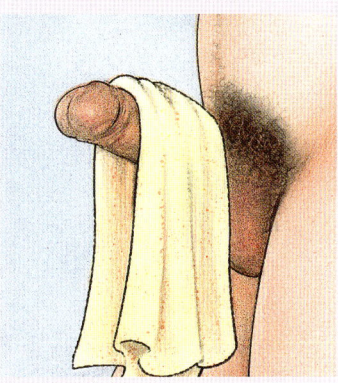

● **Gewichtheben** Männer lachen immer, wenn ich diese Übung vorschlage – aber sie wirkt. Es ist eine Variante der Beckenmuskelübungen auf Seite 72–73. Sorgen Sie für eine kräftige Erektion, hängen Sie ein kleines, trockenes Handtuch auf den Penis (links) und lassen Sie ihn durch Kontraktion der Beckenmuskeln auf und ab hüpfen. Probieren Sie dann einen etwas schwereren Gegenstand oder ein nasses Handtuch. Jetzt ist das »Hüpfen« deutlich schwieriger. Machen Sie weiter und stimulieren Sie den Penis erneut, wenn die Erektion schwächer wird. Steigern Sie das Gewicht im Laufe von mehreren Wochen, bis der Penis erigiert bleibt und Sie ihn ohne Gewichte kraftvoll hüpfen lassen können.

● **Penisringe** Diese Ringe sind zwar eine Unterstützung, aber keine Wundermittel. Alle anderen Voraussetzungen müssen ebenfalls gegeben sein. Sie können auch improvisieren: Bilden Sie mit Zeigefinger und Daumen einen Ring und packen Sie die Basis des Penis kräftig (rechts). Echte Ringe müssen Sie umsichtig anwenden. Sie sollten für diesen Zweck bestimmt sein (keine Vorhangringe!) und sich rasch entfernen lassen. Lassen Sie nie einen Ring am Penis, wenn Sie nach dem Üben einschlafen.

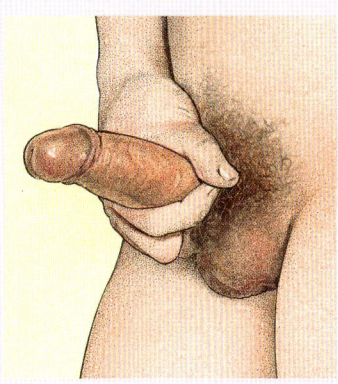

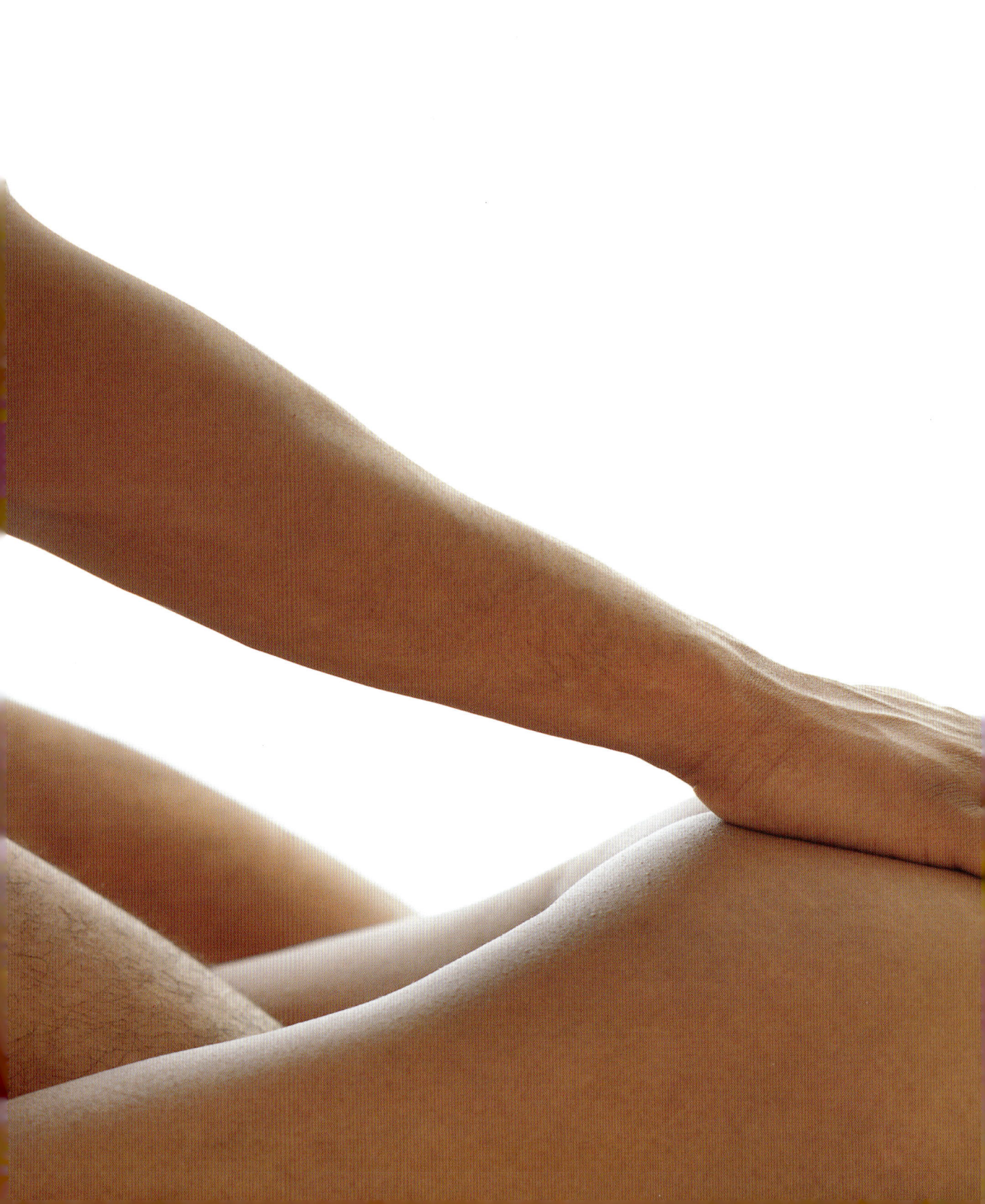

In Teil 2 habe ich beschrieben, wie Sie Ihre sexuellen Fertigkeiten verbessern und dadurch das Band zwischen sich und Ihrem Partner stärken können. Sie müssen sich selbst kennen, um zu wissen, wofür Sie die Verantwortung tragen und was Sie Ihrem Partner überlassen können.

Teil drei Lust bereiten und empfangen

In Teil 3 lernen Sie Massagetechniken kennen, die Spaß machen, entspannen und die Erregung steigern. Bevor Sie auf Entdeckungsreise gehen, sollten Sie sich jedoch Zeit nehmen und die einleitenden Seiten über das Einbeziehen aller Sinne, das Aufwärmen und die Atmung lesen; denn Entspannung und Harmonie sind unerlässlich, um eine spirituelle Verbindung zu Ihrem Partner herzustellen. Ich hoffe, dass Sie auf den folgenden Seiten manches finden, was Sie entzückt, fasziniert und erregt.

Einführung

Vielleicht haben Sie bereits Bücher über erotische Massage gelesen und sich ein eigenes Repertoire von großartigen Techniken zusammengestellt. Die Leute fragen mich oft, warum ich so viel über dieses Thema weiß, und viele glauben, dass meine Frau und ich lange und lustvolle sexuelle Begegnungen haben und hunderte von Massagetricks anwenden – und dass ich den Inhalt dieses Buches jeden Tag praktisch anwende.

Das stimmt natürlich nicht. Meine größte Quelle des Wissens sind andere Menschen. Es wäre anmaßend von mir, allein auf der Basis meines privaten Wissens über erotische Massage ein Buch zu schreiben, das von meiner Persönlichkeit, meiner Lebensgeschichte, meinen Vorlieben, meinen Empfindungen und meiner Partnerin begrenzt wird. Niemand würde auf einen Steuerberater hören, dessen Empfehlungen sich nur auf seine persönlichen Erfahrungen stützen. Andererseits wäre es interessant zu erfahren, was Bankdirektoren mit ihrem eigenen Geld machen. Sie haben gewiss nicht Geschäfte jeder Art geführt und jede denkbare Finanzkrise gemeistert. Dennoch können sie uns nützliche Ratschläge geben.

Aber was machen Sie aus den Ratschlägen anderer? Lernen ist immer eine persönliche Erfahrung, und das gilt erst recht für erotische Erfahrungen, bei denen das Unbewusste eine große Rolle spielt. Viele unserer stärksten Lustgefühle gehen auf Erlebnisse zurück, die uns längst nicht mehr bewusst und dennoch sehr real sind.

Manchmal stoßen wir durch Zufall darauf. Mit dem ständigen oder (weniger überraschend) mit einem neuen Partner erleben wir manchmal neue Empfindungen, obwohl wir vielleicht seit Jahren geglaubt haben, genau zu wissen, was uns in Stimmung bringt. Aber die meisten Menschen müssen an sich »arbeiten« – vielleicht unter fachkundiger Anleitung –, um Erfolg zu haben.

Wir brauchen Erfahrung, um etwas im Leben zu erreichen. Und daran fehlt es vielen Paaren. Es kostet Zeit und Mühe, Geschicklichkeit und Lust zu üben (ja, Sie können Lust üben!). Doch viele Menschen, die ich behandle, behaupten, sexuelle Lust müsse ungeplant und spontan sein. Natürlich ist Spontaneität bisweilen unerlässlich; aber wenn Sie schon einige Zeit zusammen sind und auf Spontaneität warten, müssen Sie vermutlich lange warten, vor allem, wenn andere Dinge Sie stark beanspruchen.

Leute, die viel Zeit für Hobbys haben – vielleicht jahrein, jahraus –, geben offen zu, dass Wiederholung ihre Freude steigert. Wenn es jedoch um ihr Sexleben geht, sind sie nicht bereit, sich zu engagieren. Ich frage sie oft, warum. Wer die Antwort auf diese einfache Frage sucht, geht schon auf Entdeckungsreise. Behandeln Sie Ihren Partner respektvoll, wenn Sie als Paar beschließen, diesen Weg zu gehen – Sie könnten auf Tretminen stoßen! Bleiben Sie wachsam und empfindsam. Hören Sie einfühlsam zu (siehe Seite 20–21) und versuchen Sie herauszufinden, was in Ihrer Beziehung vorgeht.

Sie sind einzigartig

Ein Buch wie dieses, das hunderte von Tipps und Schritt-für-Schritt-Anleitungen enthält, mag auf den ersten Blick wie ein »Wartungshandbuch« aussehen. Aber im Schlafzimmer eines realen Paares werden alle Ratschläge durch die einzigartige Beziehung, die gemeinsame Liebesgeschichte, die bisherigen sexuellen Erfahrungen und Erwartungen, die Tagesform und vieles andere beeinflusst. Einige Gesichtspunkte sollten Sie aber bei jeder erotischen Massage im Auge behalten.

Widmen Sie sich ganz dem Partner. Erotische Massage ist zwar für beide Beteiligte lustvoll, aber wenn Sie massieren, müssen Sie sich ganz auf den Partner konzentrieren. Tun Sie, was ihm Freude macht – nicht, was Sie am liebsten tun. Wenn Sie beide dem Orgasmus nahe sind, gilt diese Regel jedoch nicht mehr!

Bleiben Sie in der Gegenwart. Was Sie früher mit anderen getan haben, ist unwichtig. Hören Sie auf Ihren Partner und tun Sie, was ihm jetzt am besten gefällt. Denken Sie aber daran, dass auch das Leben mit einem vertrauten Partner sich im Laufe der Jahre verändert.

Seien Sie kreativ. Ich habe langweilige Wiederholungen vermieden, wenn ich beschrieben habe, wie Sie jede Massage zu einem erotischen Vergnügen machen können. Wenden Sie aber stets mehrere Arten der Stimulation an: Wenn Sie beispielsweise mit den Händen massieren, sollten Sie auch den Mund, den Atem, die Genitalien oder die Stimme benutzen. Wenn Sie mit einer Hand die Genitalien Ihres Partners streicheln, sollte die andere nicht untätig bleiben. Und so weiter. Obwohl ich viele beliebte Formen der erotischen Massage gesammelt habe, ist mein Platz begrenzt – und Sie werden ohnehin Ihre speziellen Vergnügungen hinzufügen. Mir gefällt es, wenn Leute mich auf der Straße ansprechen und mir voller Freude erzählen, wie sie meine Ratschläge anwenden. Wenn dieses Buch seinen Zweck erfüllt, werden auch Sie davon profitieren.

Nutzen Sie jeden Teil Ihres Körpers. Aus Platzgründen beschreibe ich hauptsächlich die Massage mit den Händen; aber Sie können fast jeden Teil Ihres Körpers nutzen, um Ihren Partner zu massieren: Zunge, Atem, Haar, Brüste, Genitalien, Füße, den ganzen Körper und so weiter. Sie werden sich wundern, wie viele köstliche Empfindungen es gibt.

Setzen Sie nichts voraus. Wenn ich Männer massieren lehre, reden sie oft davon, »was Frauen mögen«. Solche Verallgemeinerungen sind jedoch bei der erotischen Massage fehl am Platz, denn sie hemmen die Entwicklung eines Paares.

Schränken Sie Ihre Lust nicht ein. Die meisten Menschen haben heute kümmerliche Erwartungen, in denen kein Platz für liebevolle, erotische Massage ist. Aber die einzige Grenze ist Ihre Fantasie!

Sinne und Sinnlichkeit

Damit die Massage sich lohnt und Spaß macht, sollten Sie alle Sinne aufeinander abstimmen, ehe Sie anfangen. Hier sind nur ein paar Anregungen – Ihnen werden noch viele eigene Ideen kommen. Es geht darum, Situationen zu schaffen, in denen Sie alle Ihre Sinne und die Ihres Partners nutzen und schärfen können. Wenn Sie eine erotische Massage aufs Handwerkliche reduzieren, entgeht Ihnen eine ganze Welt der Freude und Sinnlichkeit.

Wasser Ein Bad oder eine Dusche vor der Massage entspannt und macht sinnlich.

Essen und Trinken Füttern Sie einander mit Leckerbissen oder teilen Sie ein entspannendes Getränk. Trinken Sie nicht zu viel Alkohol – er dämpft die Sinne und die Erregbarkeit. Vermeiden Sie große Mahlzeiten vor der Massage. Wenn Sie tagsüber massieren, kann ein Essen danach ein sinnliches und liebevolles Erlebnis sein.

Verbrennen Sie Räucherstäbchen oder Aromaöl. Exotische Düfte können tiefes Verlangen auslösen. Sie können Ihr Geruchszentrum auch mit gebrauchter Unterwäsche oder T-Shirts reizen. Primitiv? Vielleicht. Aber schön!

Sinnliche Stoffe Pelz, Seide, Samt und Federn sind ideal. Streichen Sie damit nacheinander leicht über die Haut Ihres Partners, aber nicht so leicht, dass es kitzelt oder stört. Legen Sie die Hand auf den Stoff und streichen Sie damit fast ohne Druck über die Haut. Experimentieren Sie mit verschiedenen Körperteilen und variieren Sie Tempo und Druck.

Heiß und kalt Träufeln Sie ein wenig kaltes Wasser auf das Gesicht oder den Körper des Partners. Fahren Sie mit einem angetauten Eiswürfel über seine Haut. Machen Sie dabei lange, aufreizende Bewegungen. Nähern Sie ein brennendes Räucherstäbchen seinem Körper, damit er die Hitze spürt. Massieren Sie ihn mit einer Wärmflasche oder einem Bohnensäckchen, das Sie in der Mikrowelle erhitzt haben.

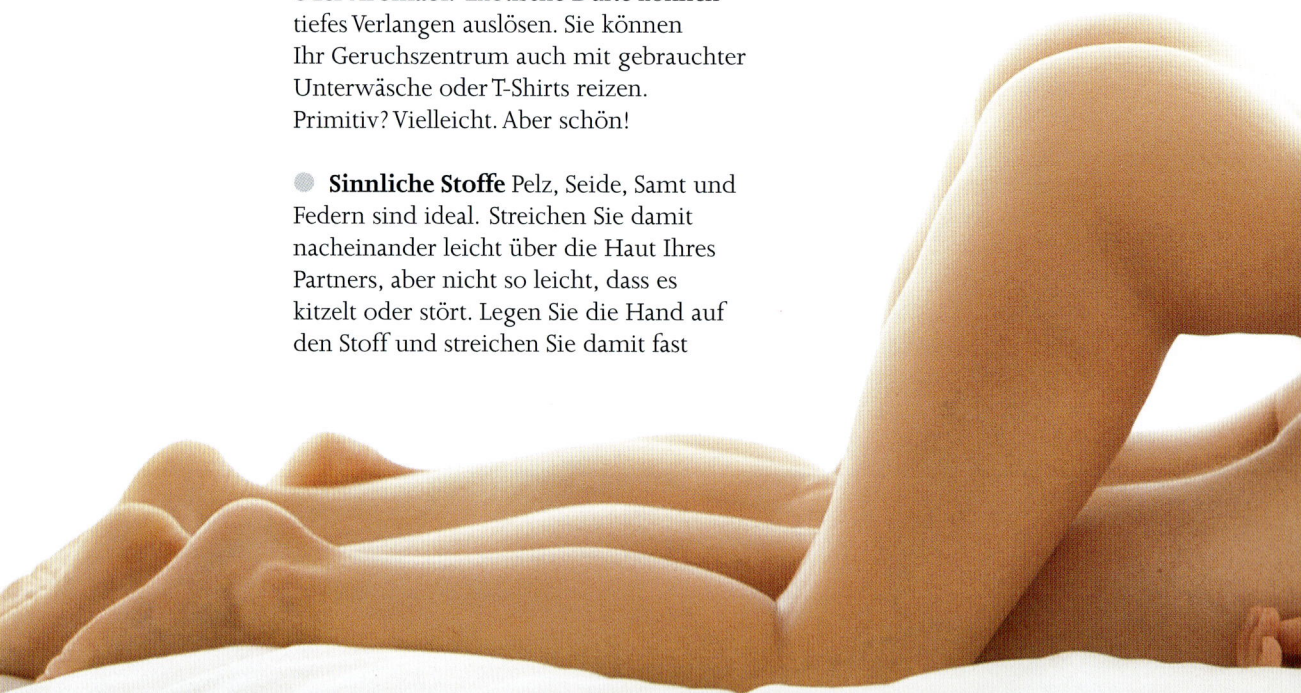

Flüstern Sie Koseworte. Jeder will vom Partner gelobt werden. Sagen Sie zum Beispiel: »Ich liebe deine Brüste«, »Was soll ich tun, um dich heiß zu machen?«, »Ich kann es kaum erwarten, bis du mich richtig dehnst« und so weiter. Manche Paare machen einander Komplimente über ihre Persönlichkeit, ihren Körper oder andere Vorzüge.

Brüste oder Genitalien Ziehen Sie diese empfindlichen und erotischen Teile über den Körper des Partners. Er schließt die Augen und rät, welchen Körperteil er spürt. Eine Frau kann die Haut des Partners mit ihrer feuchten Vulva benetzen. Er kann sie mit den Hoden oder mit dem Penis streicheln.

Nutzen Sie Zunge und Atem. Lecken Sie ein Stück Haut Ihres Partners ab und blasen Sie es trocken. Machen Sie mit der ganzen Zunge abwechselnd winzige, flinke und lange, träge Bewegungen. Massieren Sie den Partner mit Ihrem heißen Atem und variieren Sie Tempo und Druck.

Setzen Sie Ihr Haar ein. Eine Frau mit langem Haar kann ihren Partner necken und aufreizen, indem sie damit über seine Haut streicht.

Benutzen Sie den ganzen Körper. Schweißdrüsen, Brustwarzen und viele andere Körperpartien sondern sexuelle Lockstoffe ab. Benutzen Sie Ihren nackten Körper als Massagewerkzeug, das über den Körper des Partners gleitet. Sie können auch die Arme und Hände flach auf seinen Körper legen, um den Hautkontakt zu vergrößern.

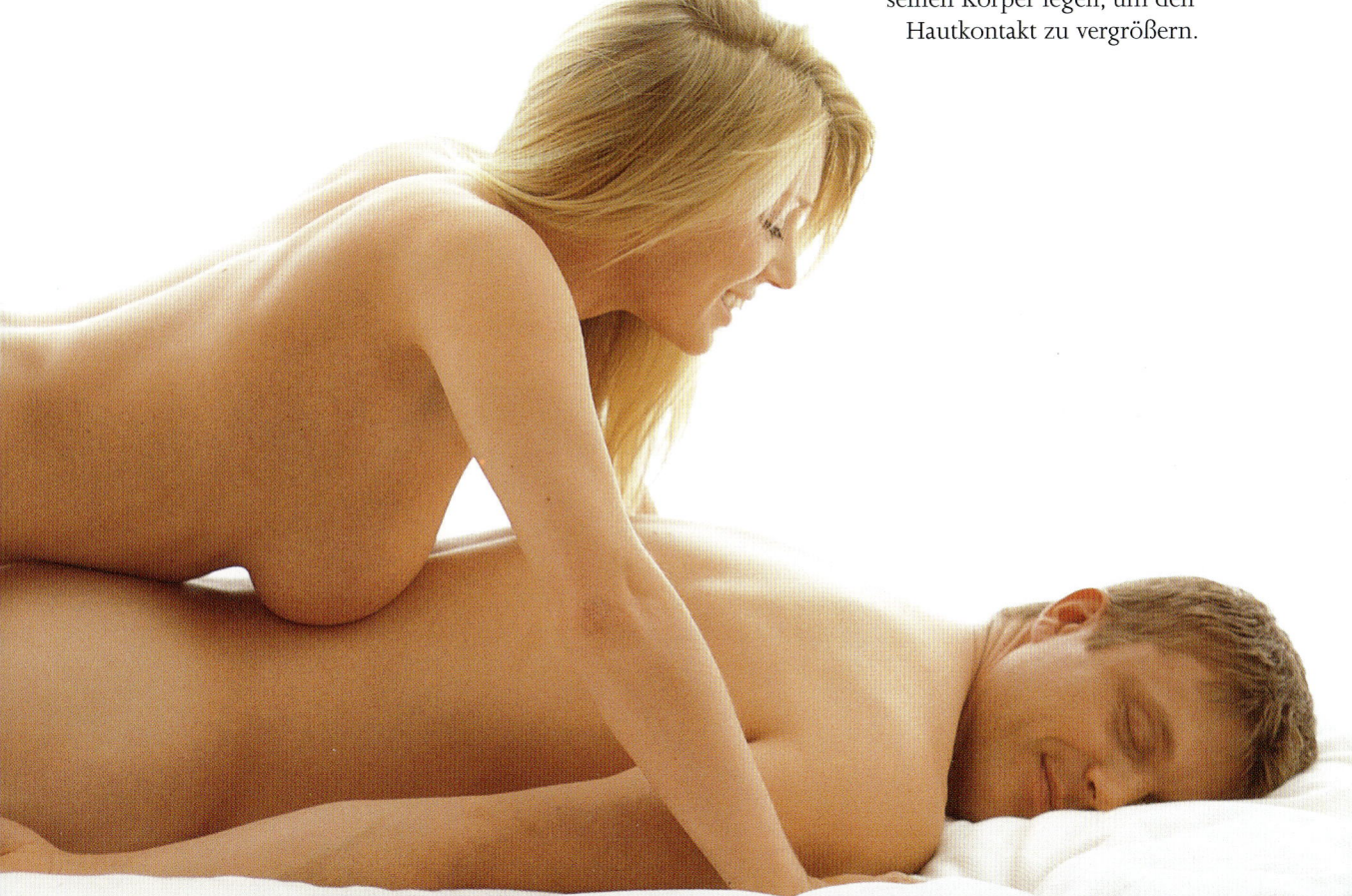

Aufwärmen

Der Begriff »Aufwärmen« ist hier ebenso angebracht wie im Sport. Um das Beste aus der Massage zu machen, sollten Sie langsam anfangen, anstatt sich gleich auf einen vertrauten Körperteil zu stürzen. Das Aufwärmen hilft Ihnen, sich aufeinander einzustimmen und sich anfangs Zeit zu lassen.

Vielleicht haben Sie ein ganz bestimmtes Ziel im Kopf, vor allem wenn Sie mit Hilfe dieses Buches an einer neuen Massagetechnik arbeiten; und selbstverständlich ist dies kein Handbuch, an das Sie sich sklavisch halten müssen. Aber sorgfältiges Aufwärmen versetzt Sie in die passende Stimmung für Ihre einzigartige Entdeckungsreise. Wärmen Sie sich möglichst jedes Mal auf und passen Sie die folgenden Tipps Ihren Bedürfnissen an.

Verbinden Sie sich mit Ihrem Partner.
Sprechen Sie liebevolle Worte, schauen Sie einander in die Augen, atmen Sie im gleichen Rhythmus, liebkosen Sie einander das Gesicht oder die Hände oder schmiegen Sie sich aneinander. Manche Paare lesen sich Gedichte vor, singen ein Lied oder tanzen für- oder miteinander. Sie werden bald herausfinden, was Sie beide erregt. Schließen Sie den Rest der Welt aus. Denken Sie daran: Erotische Massage ist eine Reise, nicht das Ziel. Ihr Ziel besteht darin, wirklich tiefe Empfindungen und Gefühle zu genießen.

Entscheiden Sie, wer diesmal massiert wird, damit keiner von Ihnen enttäuscht ist – Sie wollen ja eine wundervolle Zeit miteinander verbringen. Hier ist die Frau die empfangende Partnerin. Sie kann sich entspannen und braucht nicht zu überlegen, wie sie die Aufmerksamkeit später erwidern soll – das darf sie natürlich tun, wenn sie will. Wenn Sie beide bereit sind, legt sie sich nackt und bäuchlings aufs Bett oder auf den Boden.

Beruhigen Sie Ihre Gedanken, legen Sie die Hände auf den Rücken der Partnerin und streichen Sie mit weiten, festen, liebevollen Bewegungen über den ganzen Rücken. Das ist noch keine Massage, aber es stärkt das Band zwischen Ihnen beiden.

Eine Hand behält immer Kontakt.
Variieren Sie den Druck von kräftig bis sanft.

Sobald die Partnerin entspannt ist, dreht sie sich um, und Sie wiederholen die festen, sanften Bewegungen auf der vorderen Seite ihres Körpers. Erogene Zonen wie Brüste und Genitalien sollten Sie meiden oder nur kurz und »zufällig« streifen. Jetzt ist die Partnerin entspannt und vielleicht ein wenig erregt. Wenn Sie beide Lust haben weiterzumachen, steuern Sie nun liebevoll auf Ihr Ziel zu.

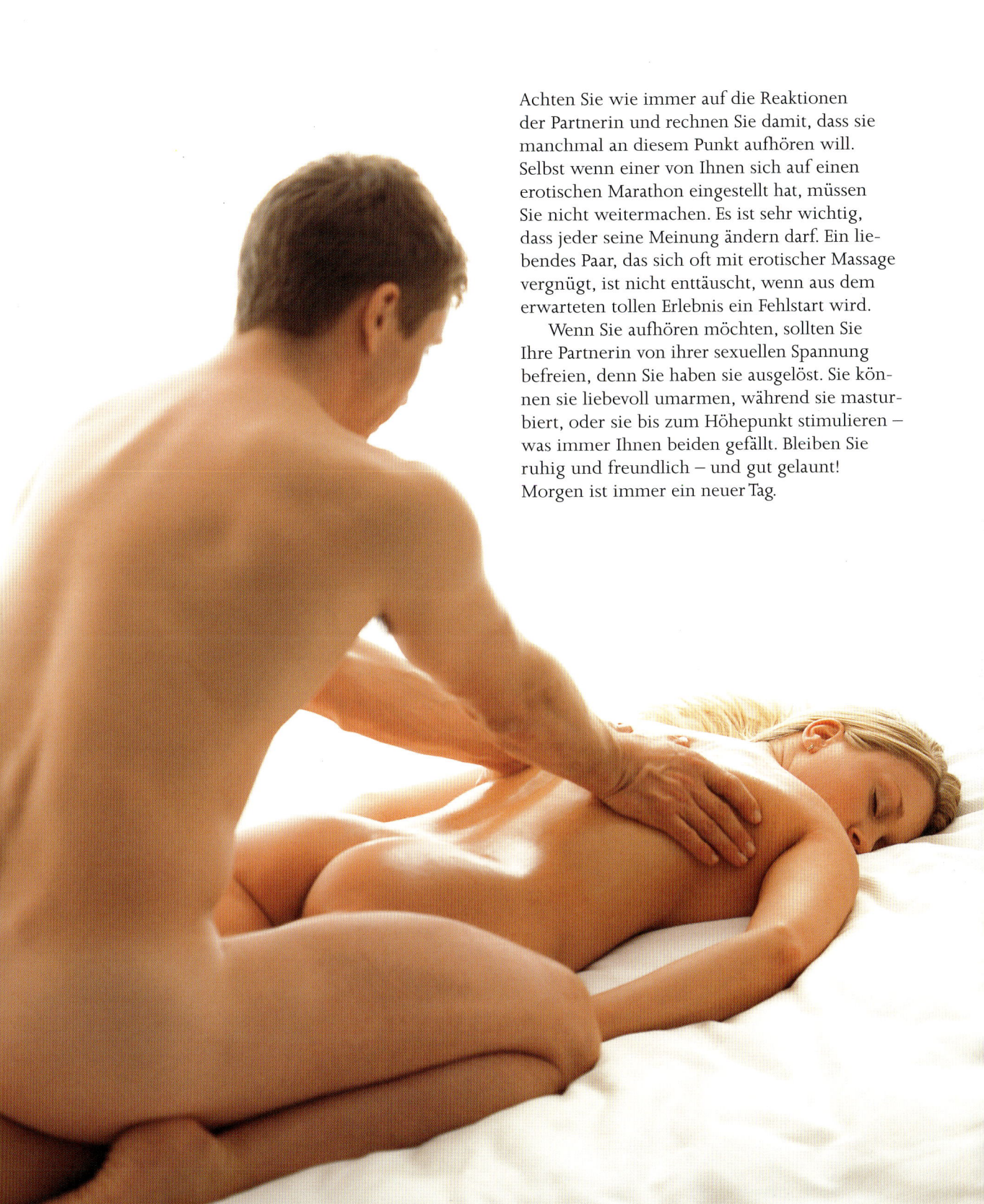

Achten Sie wie immer auf die Reaktionen der Partnerin und rechnen Sie damit, dass sie manchmal an diesem Punkt aufhören will. Selbst wenn einer von Ihnen sich auf einen erotischen Marathon eingestellt hat, müssen Sie nicht weitermachen. Es ist sehr wichtig, dass jeder seine Meinung ändern darf. Ein liebendes Paar, das sich oft mit erotischer Massage vergnügt, ist nicht enttäuscht, wenn aus dem erwarteten tollen Erlebnis ein Fehlstart wird.

Wenn Sie aufhören möchten, sollten Sie Ihre Partnerin von ihrer sexuellen Spannung befreien, denn Sie haben sie ausgelöst. Sie können sie liebevoll umarmen, während sie masturbiert, oder sie bis zum Höhepunkt stimulieren – was immer Ihnen beiden gefällt. Bleiben Sie ruhig und freundlich – und gut gelaunt! Morgen ist immer ein neuer Tag.

Atmung und Massage

Einerlei, ob Sie massieren oder massiert werden, achten Sie auf Ihre Atmung. Tiefes Atmen fördert die Entspannung (siehe Seite 24–25). Wenn Sie also verspannt sind oder abgelenkt wurden, ist dies die beste Methode, sich wieder zu konzentrieren. Die erste Übung können Sie Ihren eigenen Bedürfnissen anpassen und die Übung auf der nächsten Seite ermöglicht Ihnen eine tiefe Verbindung mit dem Partner.

Entspannendes Atmen

Schließen Sie die Augen und konzentrieren Sie sich auf die Atmung. Im täglichen Leben tun wir das automatisch, ohne dass es uns auffällt.

Atmen Sie langsam und sehr tief ein, füllen Sie die Lungen von oben bis unten. Die meisten Menschen atmen flach, also nur mit den unteren Lungenflügeln.

Halten Sie den Atem kurz an und stoßen Sie die Luft dann langsam und vollständig aus.

Wiederholen Sie die Schritte 2 und 3, sooft Sie wollen. Nach einiger Übung beginnt die Einatmung von selbst, sobald die Lungen leer sind. Da der Atemzyklus dann länger dauert als sonst, sinkt die Zahl der Atemzüge.

Es ist nicht bedenklich, wenn Ihnen leicht schwindlig wird. Das ist keine Hyperventilation – sonst wären Sie ängstlich und die Finger und Zehen würden prickeln. Bei manchen Menschen tauchen wie aus dem Nichts heftige Gefühle auf. Wenn das geschieht, sagen Sie es Ihrem Partner, und bitten Sie ihn, Sie festzuhalten oder Ihnen einfach zuzuhören.

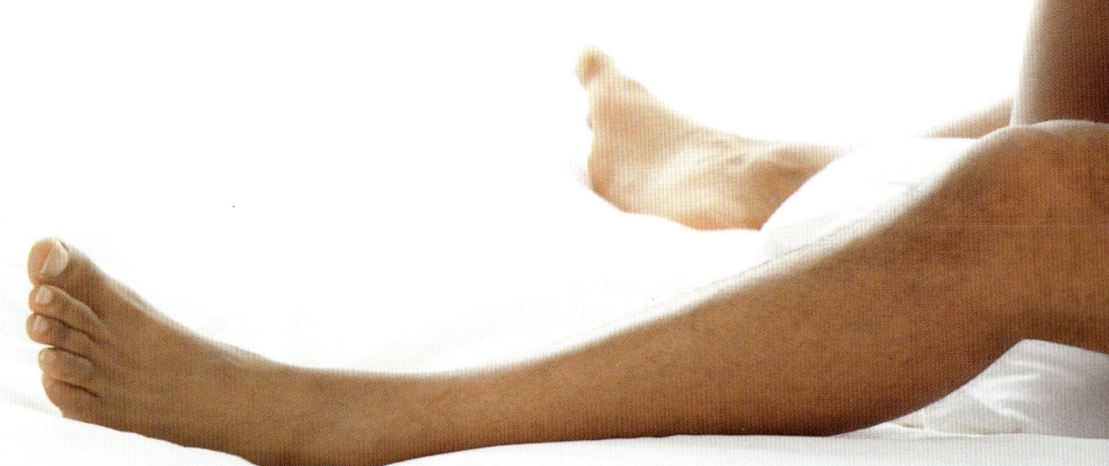

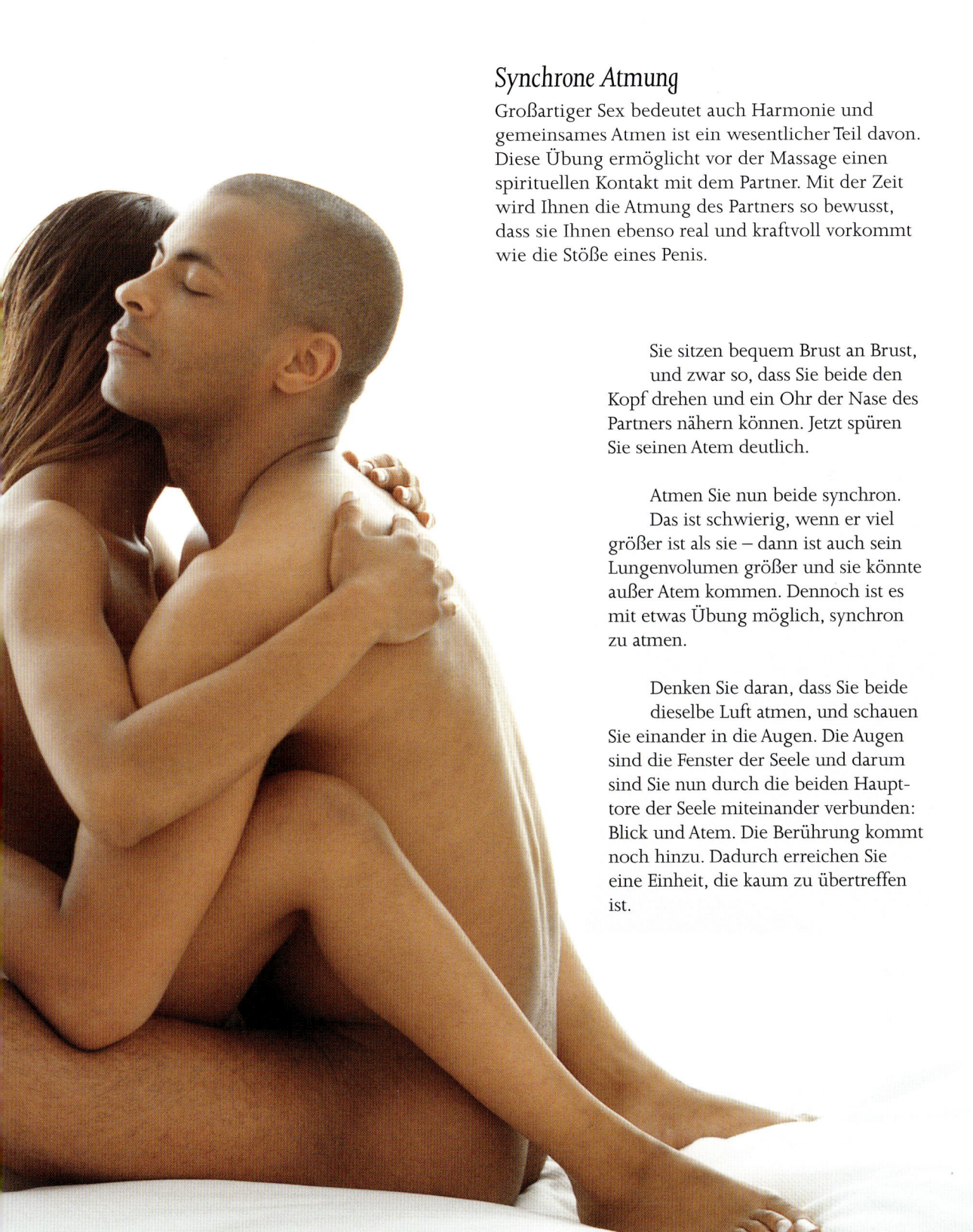

Synchrone Atmung

Großartiger Sex bedeutet auch Harmonie und
gemeinsames Atmen ist ein wesentlicher Teil davon.
Diese Übung ermöglicht vor der Massage einen
spirituellen Kontakt mit dem Partner. Mit der Zeit
wird Ihnen die Atmung des Partners so bewusst,
dass sie Ihnen ebenso real und kraftvoll vorkommt
wie die Stöße eines Penis.

Sie sitzen bequem Brust an Brust,
und zwar so, dass Sie beide den
Kopf drehen und ein Ohr der Nase des
Partners nähern können. Jetzt spüren
Sie seinen Atem deutlich.

Atmen Sie nun beide synchron.
Das ist schwierig, wenn er viel
größer ist als sie – dann ist auch sein
Lungenvolumen größer und sie könnte
außer Atem kommen. Dennoch ist es
mit etwas Übung möglich, synchron
zu atmen.

Denken Sie daran, dass Sie beide
dieselbe Luft atmen, und schauen
Sie einander in die Augen. Die Augen
sind die Fenster der Seele und darum
sind Sie nun durch die beiden Haupt-
tore der Seele miteinander verbunden:
Blick und Atem. Die Berührung kommt
noch hinzu. Dadurch erreichen Sie
eine Einheit, die kaum zu übertreffen
ist.

Mund und Zunge

Die meisten Menschen küssen gerne und lassen sich gerne küssen, aber nur wenige kennen das ganze Potenzial des Mundes und der Zunge. Das ist schade, weil orale Lust etwas Fundamentales ist und schon in den ersten Lebenstagen oder noch früher empfunden wird.

Ultraschallaufnahmen zeigen, dass Babys schon im Mutterleib am Daumen lutschen, und Kleinkinder stecken gerne Dinge in den Mund. Es ist nicht zu leugnen, dass solche Erfahrungen teilweise erotisch sind. Viele Mütter berichten, dass ihre Söhne beim Stillen eine Erektion bekommen. Natürlich werden auch Mädchen erregt, wenn auch weniger auffällig. Aber Babys finden nicht nur das Stillen (oder, seltener, das Saugen an der Flasche) erotisch.

Oraler Sex und Küsse lösen auch bei Erwachsenen tiefe, befriedigende sexuelle Lust aus. Dennoch denken nur wenige daran, die Massage des Mundes und der Zunge ins Liebesspiel einzubeziehen. Sie schieben einander die Genitalien in den Mund, aber nicht die Finger! Meiner Erfahrung nach haben viele Paare Schwierigkeiten mit der Mund- und Zungenmassage.

Gewiss, das kann völlig ungewohnt sein; meist sind damit jedoch alte, primitive Assoziationen verbunden. Manche finden diese Massage so intim, dass sie unerträglich wird – vielleicht weil sie unangenehme Erinnerungen ans Stillen (oder ans verweigerte Stillen) auslöst.

Bitten Sie die leicht erregte Partnerin (siehe nächste Seite), Ihren Finger zu lecken oder zu lutschen. Das ist meist kein großes Problem.

Wenn sie etwas stärker erregt ist, führen Sie den Finger tiefer ein und streicheln damit sanft die Mundhöhle und das Zahnfleisch, nicht die Zunge. Fragen Sie, wo es sich am besten anfühlt – vielleicht noch nirgends, wenn ihr diese Massage neu ist.

Fahren Sie mit dem Finger sehr behutsam über den Rand der Zunge und spielen Sie dann mit dem Bändchen an der Unterseite.

Wenn die Erregung zunimmt – natürlich bleibt Ihre andere Hand nicht untätig –, bitten Sie die Partnerin, an Ihrem Finger zu saugen, während Sie ihn an den Gaumen drücken. Das kann anfangs kitzeln, aber das vergeht schnell. Experimentieren Sie mit verschiedenen Fingerstellungen, bis alle Empfindungen angenehm sind. Die Mund- und Zungenmassage gleicht der Fußmassage: Sie kann wundervoll, aber auch äußerst lästig sein.

Erregen Sie die Partnerin immer stärker, so wie sie es mag, und steigern Sie auch die orale Stimulation. Ermutigen Sie die Partnerin, den Finger kräftig zu lutschen.

Probieren Sie einen Schwertkampf zwischen Finger und Zunge. Manche finden diesen stürmischen Kontakt sehr erregend.

Lassen Sie den Finger im Mund und stimulieren Sie die Partnerin weiter mit der anderen Hand bis zum Orgasmus (falls sie nicht masturbieren möchte).

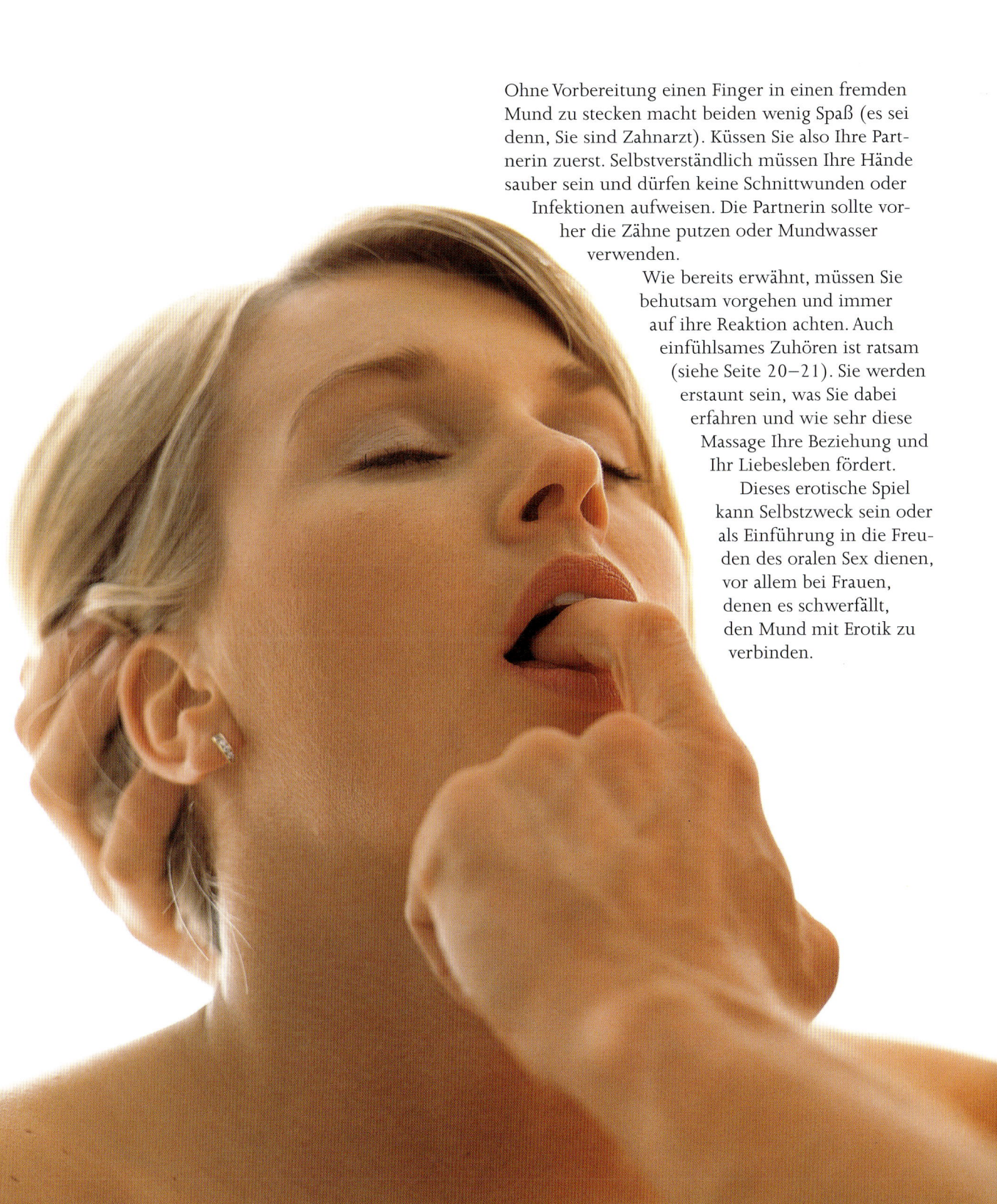

Ohne Vorbereitung einen Finger in einen fremden Mund zu stecken macht beiden wenig Spaß (es sei denn, Sie sind Zahnarzt). Küssen Sie also Ihre Partnerin zuerst. Selbstverständlich müssen Ihre Hände sauber sein und dürfen keine Schnittwunden oder Infektionen aufweisen. Die Partnerin sollte vorher die Zähne putzen oder Mundwasser verwenden.

Wie bereits erwähnt, müssen Sie behutsam vorgehen und immer auf ihre Reaktion achten. Auch einfühlsames Zuhören ist ratsam (siehe Seite 20–21). Sie werden erstaunt sein, was Sie dabei erfahren und wie sehr diese Massage Ihre Beziehung und Ihr Liebesleben fördert.

Dieses erotische Spiel kann Selbstzweck sein oder als Einführung in die Freuden des oralen Sex dienen, vor allem bei Frauen, denen es schwerfällt, den Mund mit Erotik zu verbinden.

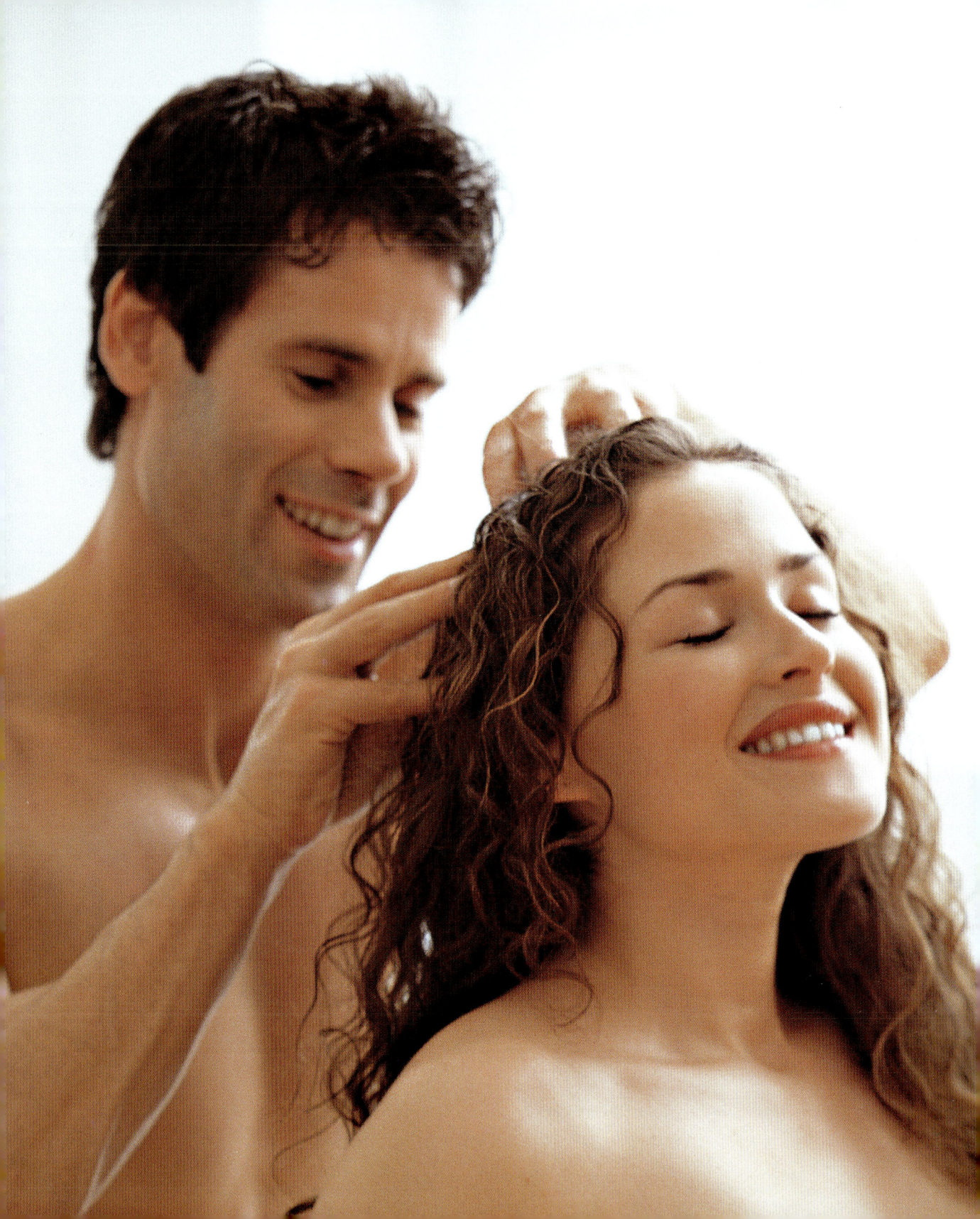

Kopf, Hals und Rücken

Es ist sinnvoll, diese Körperteile als eine einzige Zone zu behandeln. Sie sind einander anatomisch so nahe, dass die erotische Massage einer Stelle sich ganz natürlich auf die anderen ausdehnen lässt. Und wenn Sie massiert werden, wissen Sie nicht immer genau, welche Stelle Sie bevorzugen.

Viele Menschen sind an diesen Stellen sehr verspannt. Auch wenn nur eine verspannt ist, leiden oft auch die anderen mit. Verspannungen im oberen Rücken und in den Schultern gehen beispielsweise oft mit einem verspannten Kiefer einher. Das interessiert mich als Therapeuten besonders, weil ich bei meiner Arbeit beobachtet habe, dass Menschen mit verspanntem Kiefer häufig Orgasmusprobleme haben. Wenn sie den Hals und den Kiefer lockern, tief atmen und die Lungen von oben bis unten füllen, erleben sie ihre Orgasmen ganz anders.

Die Kopfhaut

Es ist erstaunlich, wie angenehm und erotisch eine gefühlvolle Kopfhautmassage sein kann. Viele Menschen spannen nämlich die Muskeln in dieser Region unbewusst an, was in Extremfällen Kopfschmerzen auslöst. Oft ist die Wirkung aber weniger offenkundig. Massieren Sie ohne Öl, denn nur wenige Menschen mögen Massageöl im Haar. Natürlich können Sie die Massage mit einer Haarwäsche verbinden, denn Schaum macht sie noch erotischer. Und dabei können Sie gemeinsam duschen. Manche finden auch das Bürsten der Haare sehr erotisch. Sie können sich damit begnügen oder die Haare nach einer Kopfhautmassage bürsten. Verwenden Sie eine feste Bürste.

Schmiegen Sie das Gesicht ins Haar Ihrer Partnerin und fahren Sie mit den Fingern mehrere Male hindurch. Dies ist ein liebevoller Beginn.

Massieren Sie die Kopfhaut kräftig mit den Fingerspitzen. Die Hände sind dabei wie Spinnen geformt. Am besten sind meist kleine kreisförmige Bewegungen. Bearbeiten Sie besonders die Schläfen und den Hinterkopf, dort, wo er in den Hals übergeht – diese Stellen sind am häufigsten verspannt. Massieren Sie langsam und fragen Sie, wo es sich am besten anfühlt.

Setzen Sie Ihre »Spinnenhände« an diesen Stellen auf und lassen Sie die Finger sanft vibrieren.

Bilden Sie mit Fingerspitzen ein kleines Polster, suchen Sie nach verspannten Stellen und lockern Sie sie.

Gesicht und Ohren

Obwohl nur sehr wenige Menschen bei der Ohren- oder Gesichtsmassage einen Orgasmus haben, liegt dort für viele ein großartiger Startpunkt für die Reise zum Gipfel. Andere lassen sich im Gesicht und an den Ohren nicht gerne anfassen. Wenn Ihr Partner zögert, sollten Sie sich Zeit nehmen und tun, was ihm gefällt. Es kann eine Weile dauern, bis er sich dabei wohlfühlt.

Massage 1

Am besten legt sich Ihr Partner auf den Rücken und Sie knien neben seinem Kopf, seinen Füßen zugewandt. Wenn Sie nicht gerne knien, strecken Sie die Beine an seiner Seite aus. Streichen Sie ihm herabhängende Haare aus dem Gesicht, denn sie können lästig werden.

Legen Sie die trockenen Handflächen so auf das ganze Gesicht – auch über die Augen –, dass die Daumen die Nase berühren. Das wirkt sehr beruhigend und löst selbst starke Verspannungen. Schließen Sie die Augen, denken Sie liebevoll an den Partner und atmen Sie langsam und tief.

Wärmen Sie Öl zwischen den Handflächen (siehe Seite 43) und reiben Sie sein Gesicht damit ein. Haare, Augen und Nase bleiben frei.

Halten Sie die Seiten seines Gesichts sanft fest und folgen Sie mit den Daumenseiten zärtlich den Konturen der Wangenknochen von der Nase nach außen, dann an der Kieferlinie abwärts. Wiederholen Sie das mehrere Male.

Halten Sie die Seiten der Stirn fest und streichen Sie erneut mit den Daumen nach außen, auf die Augenbrauen zu.

Wiederholen Sie Schritt 1.

Massage 2

Diese Massage können Sie unmittelbar an die erste anschließen. Jetzt knien Sie aber über dem Partner, seinem Kopf zugewandt. Wenn Sie es bequemer finden, können Sie sich auch neben ihn setzen. Drücken Sie ihn aber nicht.

Streichen Sie mit einer Fingerspitze behutsam über die Augenlider und Augenbrauen.

Folgen Sie den Umrissen seines Mundes mit einer Fingerspitze – der Mund wird sich leicht öffnen. Streichen Sie dann mit der Seite eines Zeigefingers von jedem Mundwinkel nach außen zur Wange hin. Das fühlt sich wundervoll an, weil es an den unbewussten Saugreflex in der Kindheit erinnert.

Bedecken Sie seine Lider und Ohren mit vielen winzigen Küssen, ohne jedoch zu kitzeln.

Saugen und knabbern Sie behutsam an den Ohrläppchen. Das kann sehr erregend sein.

Massieren Sie die Ohrläppchen sanft. Rollen Sie sie zwischen Finger und Daumen.

Streichen Sie mit eingeöltem Finger über die äußere Kante der Ohrmuscheln, dann über die Innenseite, wieder ohne zu kitzeln. Seien Sie behutsam, denn das ist vielen Menschen neu.

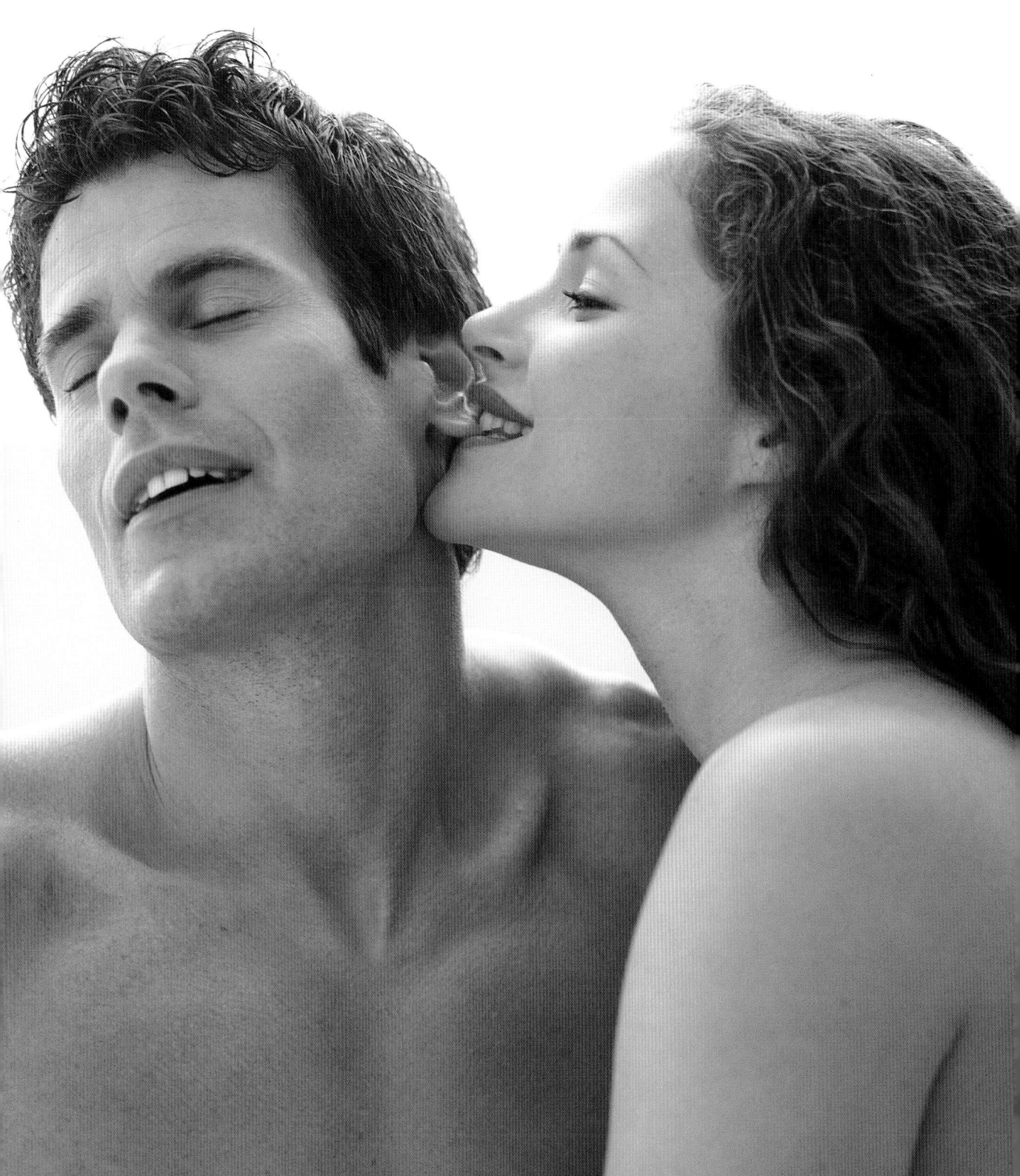

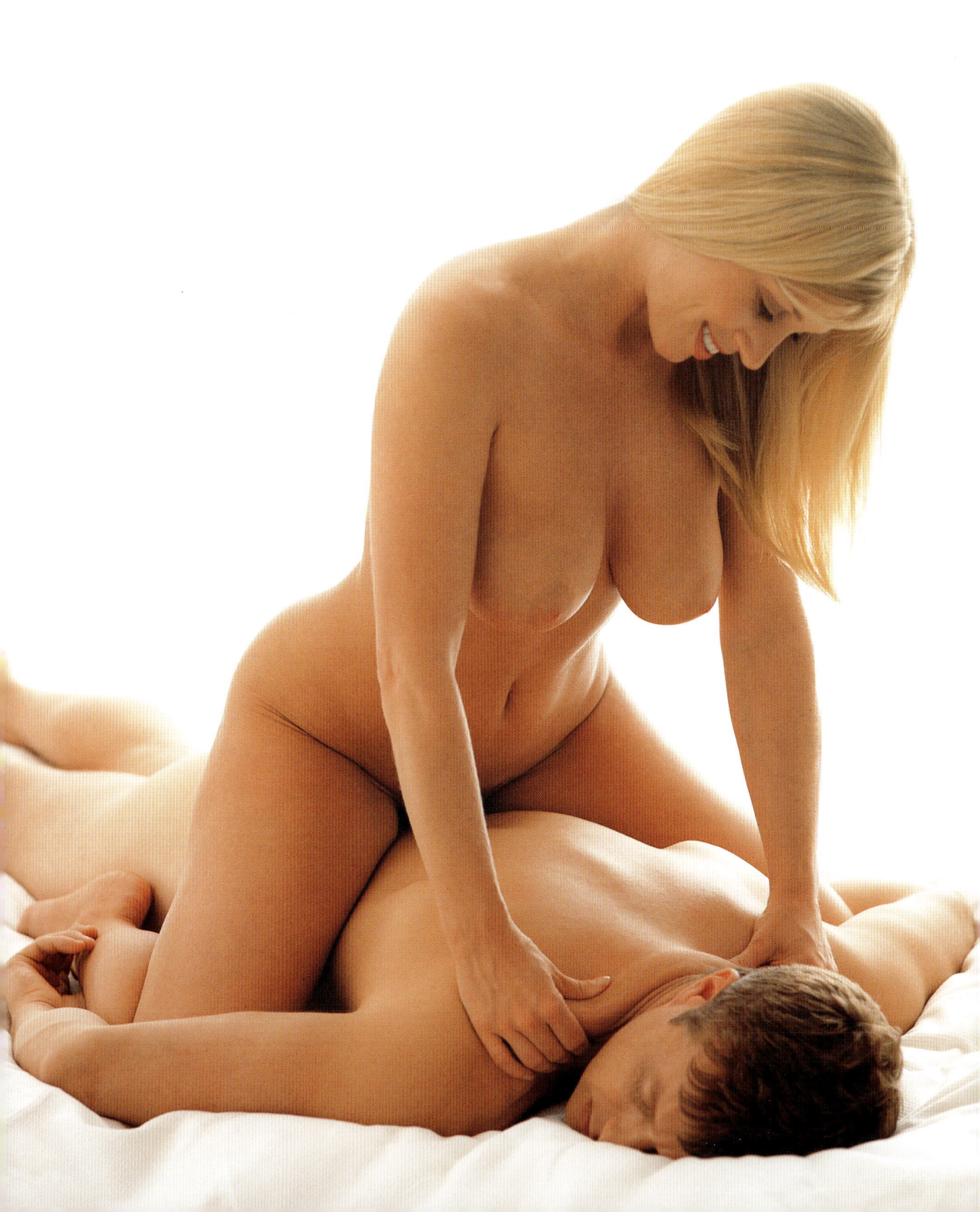

Der Hals

Beginnen Sie diese Massage in der gleichen Position wie bei Massage 1 (Seite 92), ab Schritt 2 wie bei Massage 2.

Lassen Sie die Hände von der Mitte des Schlüsselbeins nach oben gleiten. Die fließende Bewegung endet an der Kieferlinie. Streichen Sie dann um den Hals herum, und zwar mit beiden Händen gleichzeitig, damit die Empfindungen ausgewogen sind.

Nun legt Ihr Partner sich auf den Bauch und Sie massieren seinen Nacken kräftig mit mehreren Fingerspitzen. Machen Sie kleine kreisförmige Bewegungen und suchen Sie nach verspannten Muskeln.

Nehmen Sie die großen Muskeln zwischen die Finger und Daumen beider Hände und drücken oder rollen Sie sie, während Sie verspannte Stellen suchen.

Streichen Sie mit den Fingerspitzen am Hals hinauf zum Haaransatz.

Bedecken Sie die Kehle, den Hals und das Kinn des Partners mit Küssen, vor allem jene Stellen, die er bevorzugt.

Der Rücken

Diesmal liegt Ihr Partner auf dem Rücken. Bei Schritt 1 und 2 können Sie den unteren Teil seines Körpers zudecken, damit er warm bleibt. Sie sitzen oder knien neben seinem Kopf, den Füßen zugewandt.

Schieben Sie die Handflächen unter seine Schultermuskeln neben dem Hals und kneten Sie die Muskeln sanft. Viele Menschen finden das sehr erotisch.

Die Hände bleiben unter seinem Körper. Streichen Sie mit den Daumen von der Halsmitte (ohne die Wirbelsäule zu berühren) nach außen zu den Schulterspitzen. Dabei können Sie kräftig drücken. Ihr Bewegungsspielraum ist in dieser Stellung zwar begrenzt, aber sein Gewicht hilft Ihnen, Druck auszuüben.

Nun dreht Ihr Partner sich auf den Bauch. Sie knien über seiner Taille, seinem Kopf zugewandt, und legen die Hände auf Rücken und Schultern. Atmen Sie tief im gleichen Rhythmus wie er und senden Sie ihm liebevolle Gefühle.

Reiben Sie die Handflächen mit warmem Öl ein (siehe Seite 43) und massieren Sie den gesamten Rücken mit großen kreisförmigen Bewegungen, aber viel langsamer, als Sie es für nötig halten. Die Bewegungen bleiben weit und zärtlich, bis der Partner sich entspannt.

Kneten Sie die großen Muskeln, die waagrecht von der Wirbelsäule zur Schulter laufen, zwischen den Daumen und den anderen Fingern beider Hände, jeweils auf einer Körperseite und gleichzeitig. Fragen Sie den Partner, welcher Druck ihm angenehm ist.

Streichen Sie mit den Fingerspitzen fest an der Innenkante der Schulterblätter nach unten und suchen Sie »Lustpunkte«. Viele Menschen werden erregt, wenn man sie dort stimuliert. Eine Patientin berichtete mir sogar von »Schulterorgasmen«.

Hüften und Schenkel

Die Massage der Hüften und Schenkel führt kaum zum Orgasmus, aber sie kann köstliche präorgasmische Empfindungen auslösen, vor allem bei Frauen. Die Innenseiten der Oberschenkel von der Kniekehle bis zu den Lenden sind bei der Frau durch Nerven mit den Genitalien verbunden; darum sind Berührungen in diesem Bereich beim Vorspiel so wirksam. Manche Menschen wollen allerdings nicht am Po oder in seiner Nähe massiert werden (siehe Seite 106).

Der Einfachheit halber beschreibe ich hier zwei Massagen, bei denen die Frau auf dem Bauch und der Mann auf dem Rücken liegt. Selbstverständlich können Sie diese Positionen auch wechseln. Decken Sie die obere Körperhälfte mit einem warmen Handtuch zu.

Wenn Sie die Schenkel vorne oder hinten massieren, sollte der Druck bei der Aufwärtsbewegung (weg vom Knie) stark und bei der entgegengesetzten Bewegung sanft sein. Sonst können Sie Venenklappen beschädigen, indem Sie das Blut nach unten pressen, und wenn die Venen vergrößert sind, kann das auch schmerzhaft sein. Beine mit Krampfadern sollten Sie nicht massieren.

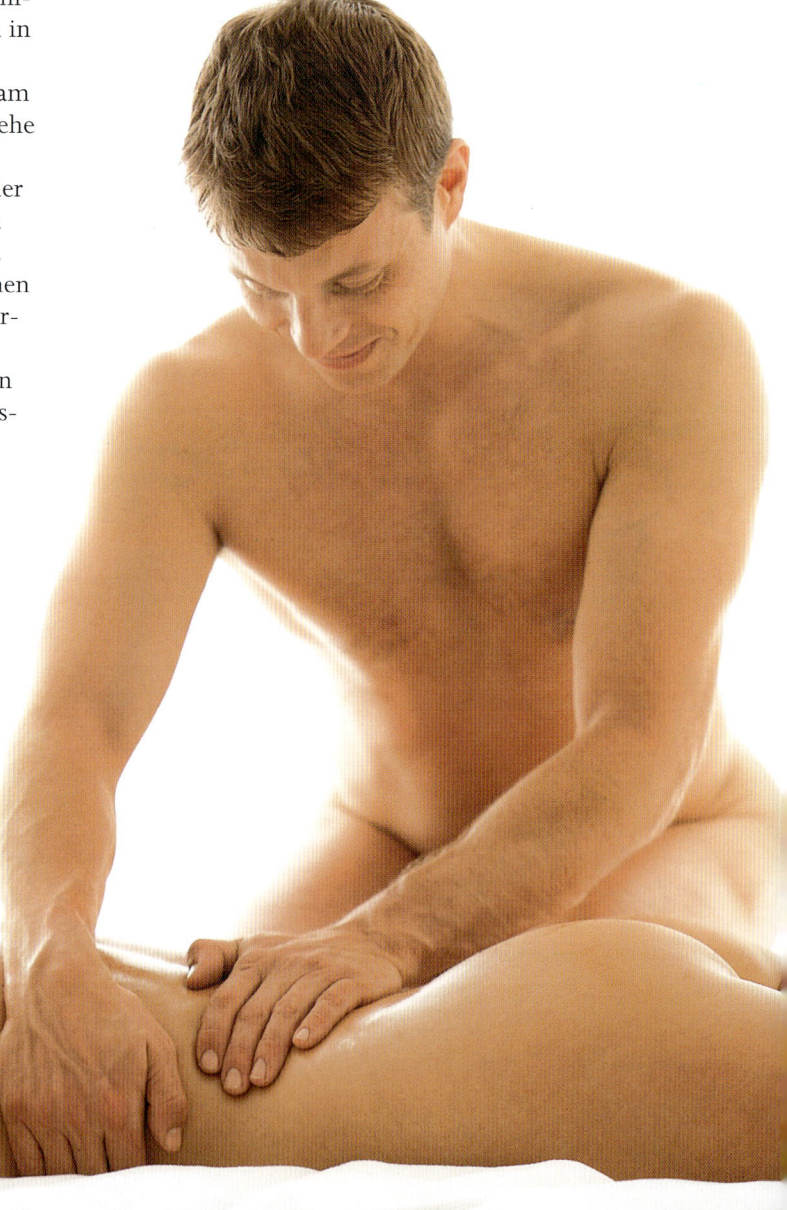

Massage für sie

Knien Sie bequem zwischen ihren gespreizten Beinen, ihrem Kopf zugewandt.

Reiben Sie ihre Oberschenkel und Hüften mit warmem Öl ein (siehe Seite 43). Machen Sie dabei weite Bewegungen mit den flachen Händen.

Legen Sie die Hände knapp unter ihrer Taille neben die Hüften und streichen Sie gleichzeitig und sanft außen an den Schenkeln bis fast zum Knie. Ihre Partnerin soll das als harmonische, symmetrische Erfahrung erleben. Lassen Sie die Massage am Knie auslaufen und wiederholen Sie sie mehrere Male von oben nach unten (das ist viel angenehmer als umgekehrt).

Wiederholen Sie diese Massage mit beiden Händen an beiden Seiten.

Knien Sie nun bequem an ihrer Seite, im rechten Winkel zu ihrem Körper (siehe Bild links). Sie legt die Beine aneinander.

Beugen Sie sich über sie, legen Sie die flachen Hände mit geschlossenen Fingern nah am Boden an ihre Taille und ziehen Sie die Hände nacheinander zum Rücken hinauf. Dabei wird auch die Haut ein wenig mitgezogen. Die Bewegungen der Hände überlappen sich, während sie an der Seite hinab bis zum Knie wandern.

Knien Sie sich nun an die andere Seite und wiederholen Sie diese Massage dort. Jetzt sollte die Partnerin entspannt und etwas erregt sein.

Knien Sie wieder zwischen ihren Beinen, aber näher an den Füßen als vorhin.

Streichen Sie mit gut eingeölten Händen ziemlich kräftig an den Innen- und Außenseiten der Oberschenkel nach oben. Ihre Finger gleiten auf der Rückseite nach oben, während die Daumen die Innenseiten massieren. Hören Sie am Po auf und beginnen Sie wieder knapp über dem Knie. Massieren Sie die Rückseite der Schenkel nicht abwärts.

Streicheln Sie die Innenseiten der Schenkel so, wie sie es haben will, bis zu den Genitalien, die Sie aber erst berühren, wenn Sie beide dazu bereit sind.

Massage für ihn

Beginnen Sie mit den Schritten 5 bis 7 (siehe oben) von seiner Hüfte bis zum Knie. Massieren Sie mehrere Male, ehe Sie die Seite wechseln.

Knien Sie nun zwischen seinen Beinen und massieren Sie mit gut eingeölten Händen und weiten Bewegungen die Innenseite der Oberschenkel bis in die Nähe seiner Hoden.

Nun zieht er ein Knie etwas an und spreizt das Bein ab. Massieren Sie die Innenseite der Oberschenkel bis zum Po, aber berühren Sie den Anus nicht. Sie können auch die Sitzbeine massieren.

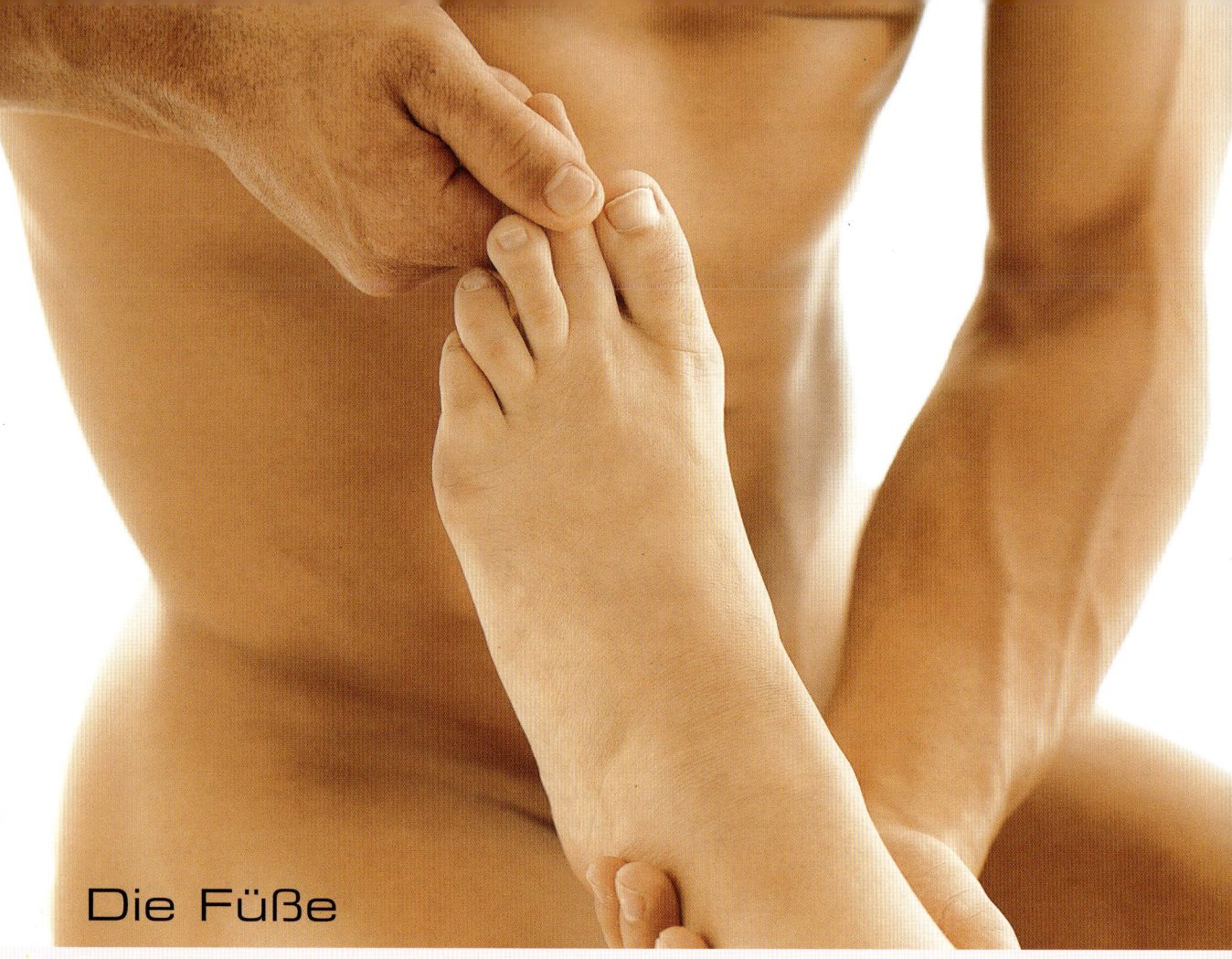

Die Füße

Die Füße haben bei der sexuellen Erregung immer eine besondere Rolle gespielt. Im alten China wurden den Mädchen der Adligen die Füße abgebunden, weil umgeknickte Füße den weiblichen Genitalien glichen, was als sehr erotisch galt.

Für moderne Männer und Frauen kann eine Fußmassage sehr angenehm und erotisch sein. Viele Frauen kommen dabei dem Orgasmus nahe, andere erreichen ihn sogar.

Das Hauptproblem bei der Fußmassage, selbst bei Leuten, die sie genießen, ist das Kitzeln. Manche krümmen sich beim bloßen Gedanken daran, dass jemand ihre Füße berührt. Aber das ändert sich meist, wenn der Masseur weiß, was zu tun ist. Selbstsicherheit ist hier der Schlüssel. In meinen Kursen klagen viele Leute darüber, dass der Partner an ihren Füßen nur herumfummelt.

Wenn Sie massiert werden, sollten Sie vorher die Füße waschen und die Nägel schneiden. Scharfe Kanten sind verboten. Schaben Sie auch Hornhaut an den Sohlen ab, damit sie weich und geschmeidig werden. Niemand findet es sexy, vernachlässigte Füße zu massieren. Bei dieser Massage liegt die Partnerin entspannt und bequem auf dem Rücken und bleibt angezogen, wenn sie will.

Wärmen Sie ein wenig Massageöl zwischen den Handflächen (siehe Seite 43) und verteilen Sie es mit großen, kräftigen Bewegungen auf den Füßen der Partnerin.

Halten Sie den Fuß zwischen den Handflächen fest; eine Hand liegt oben und eine unten am Fuß. Schließen Sie die Augen, konzentrieren Sie sich auf den Fuß der Partnerin und lassen Sie Energie und Liebe hineinfließen. Atmen Sie tief, langsam und, wenn Sie wollen, im gleichen Rhythmus wie die Partnerin.

Nehmen Sie den Knöchel in die linke Hand (wenn Sie Rechtshänder sind), sodass Sie den ganzen Fuß in einer für Sie bequemen Position stützen können. Die Partnerin kann sich entspannen und darauf vertrauen, dass Sie den Fuß nicht fallen lassen.

Der Daumen Ihrer freien Hand zeigt nach oben zu den Zehen der Partnerin und massiert die Sohle mit festen, langsamen, kreisförmigen Bewegungen. Dabei drückt er tief ins Gewebe und sucht nach Stellen, die der Partnerin Lust bereiten. Wenn sie irgendwo Unbehagen oder Schmerzen spürt, probieren Sie es anderswo.

Experiment: Manche Stellen am Fuß oder Knöchel lösen vielleicht Erregung oder tiefe Entspannung aus. Es ist schwer vorauszusagen, welche das sind. Vor allem bei Frauen ist es oft die Innenseite des Spanns. Streichen Sie mit der Daumenkante fest und mit tiefem, aber wechselndem Druck und Tempo wiederholt über diesen Bereich, bis Sie wissen, was der Partnerin am besten gefällt.

Drücken Sie die Fingerspitzen der freien Hand sanft zwischen die Zehen der Partnerin, dort, wo sie in den Fuß übergehen, und ziehen Sie Ihre Finger dann sehr langsam nach oben zu den Zehenspitzen. Dabei massieren die Seiten Ihrer Finger die Seiten der Zehen. Wiederholen Sie diese Massage.

Nehmen Sie alle Zehen nacheinander an der Basis zwischen Zeigefinger und Daumen. Ziehen Sie dann Ihre Hand vom Fuß weg. Dabei wird die Zehe sanft gestreckt. Der Grat zwischen Lust und Schmerz ist hier sehr schmal. Benutzen Sie reichlich Gleitcreme, hören Sie auf die Partnerin und achten Sie auf ihre Reaktionen.

Zum Schluss »melken« Sie den Fuß. Dabei sind beide Hände aktiv. Ziehen Sie den Vorderfuß nach oben, zuerst mit der einen, dann mit der anderen ganzen Hand. Die Bewegungen überlappen sich, sodass Sie den Fuß nie loslassen.

Wiederholen Sie alle Schritte mit dem anderen Fuß, wenn die Partnerin das will.

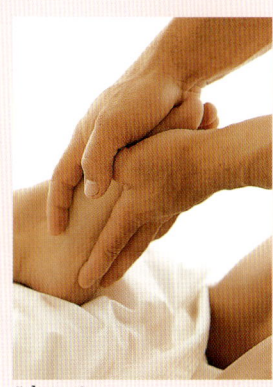
Schritt 2

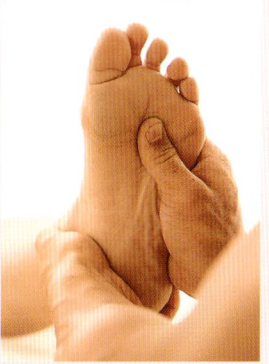
Schritt 4

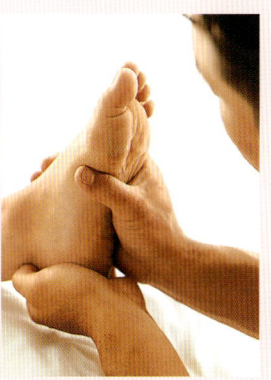
Schritt 5

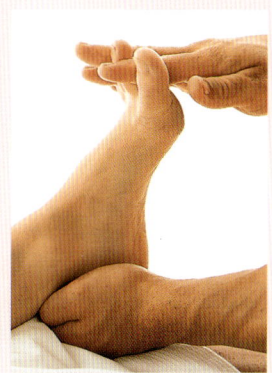
Schritt 6

Die Brust

Die Brust ist bei den meisten Menschen eine erogene Zone. Nerven verbinden sie über das Gehirn mit den Genitalien – ein »magisches Dreieck«. Das erklärt, warum manche Männer und Frauen nur dann ihre besten Orgasmen haben, wenn die Brust intensiv stimuliert wird.

Leider ignorieren oder leugnen viele Männer, dass sie die Stimulierung ihrer Brust genießen, weil sie das für unmännlich oder gar für schwul halten. Das stimmt natürlich nicht. Dennoch fällt es vielen Männern schwer zu erklären, welche Art Stimulation ihnen gefällt – Brustmassage ist ihnen einfach fremd. Eine Frau muss geduldig sein und ihrem Partner helfen, sich so zu entspannen, dass er offen sagt, was er mag.

Natürlich haben die Menschen unterschiedliche Ansichten darüber, was erregend ist. Sogar ein und derselbe Mensch ändert bisweilen seine Meinung. Und wenn es um die Stimulation der Brust geht, ist die Uneinigkeit am größten. Die folgenden Tipps helfen Ihnen, wenn Sie die Brust Ihres Partners oder Ihrer Partnerin liebkosen. Männer lernen aber wahrscheinlich mehr, wenn sie auf ihre Partnerin hören.

○ Die Brüste bestehen aus drei Teilen. Was sich an der Brustwarze gut anfühlt, ist vielleicht am Warzenhof (dem dunklen Ring um die Brustwarze) oder an der Brust selbst unangenehm. Und was eine Frau in einer Phase ihres Zyklus' gut findet, kann in einer anderen Phase unangenehm oder schmerzhaft sein. Experimentieren Sie und hören Sie zu.

○ Widmen Sie sich nicht sofort der Brust. Männer und Frauen finden die Stimulation der Brust viel angenehmer, wenn sie schon etwas erregt sind. (Die Brüste einer Frau schwellen dann deutlich an und auch bei Männern werden die Brustwarzen größer.)

○ Geben Sie alle vorgefassten Meinungen darüber auf, was Ihnen oder der Partnerin gefällt. Viele Frauen wundern sich über die Erregung, die sie empfinden, wenn sie neue Arten der Stimulation ausprobieren, von denen sie anfangs einige für seltsam oder gar pervers hielten.

○ Die meisten Menschen lassen sich gerne sanft berühren, aber die stärkste Lust wird von ziemlich starken Stimulationen ausgelöst, besonders wenn der Orgasmus nahe ist. Vor allem die Brustwarzen vertragen eine Menge, ohne Schaden zu nehmen. Seien Sie dennoch vorsichtig und vernünftig, besonders wenn Sie Klammern, Klemmen und ähnliche Instrumente verwenden.

○ Was nicht sofort Lust bereitet oder früher nicht lustvoll war, kann in Zukunft Spaß machen.

Da die Brust von Männern und Frauen sich sehr voneinander unterscheidet, beschreibe ich nachfolgend eine Massage für ihn und für sie. Aber vieles überschneidet sich natürlich und was sie erregend findet, gefällt vielleicht auch ihm.

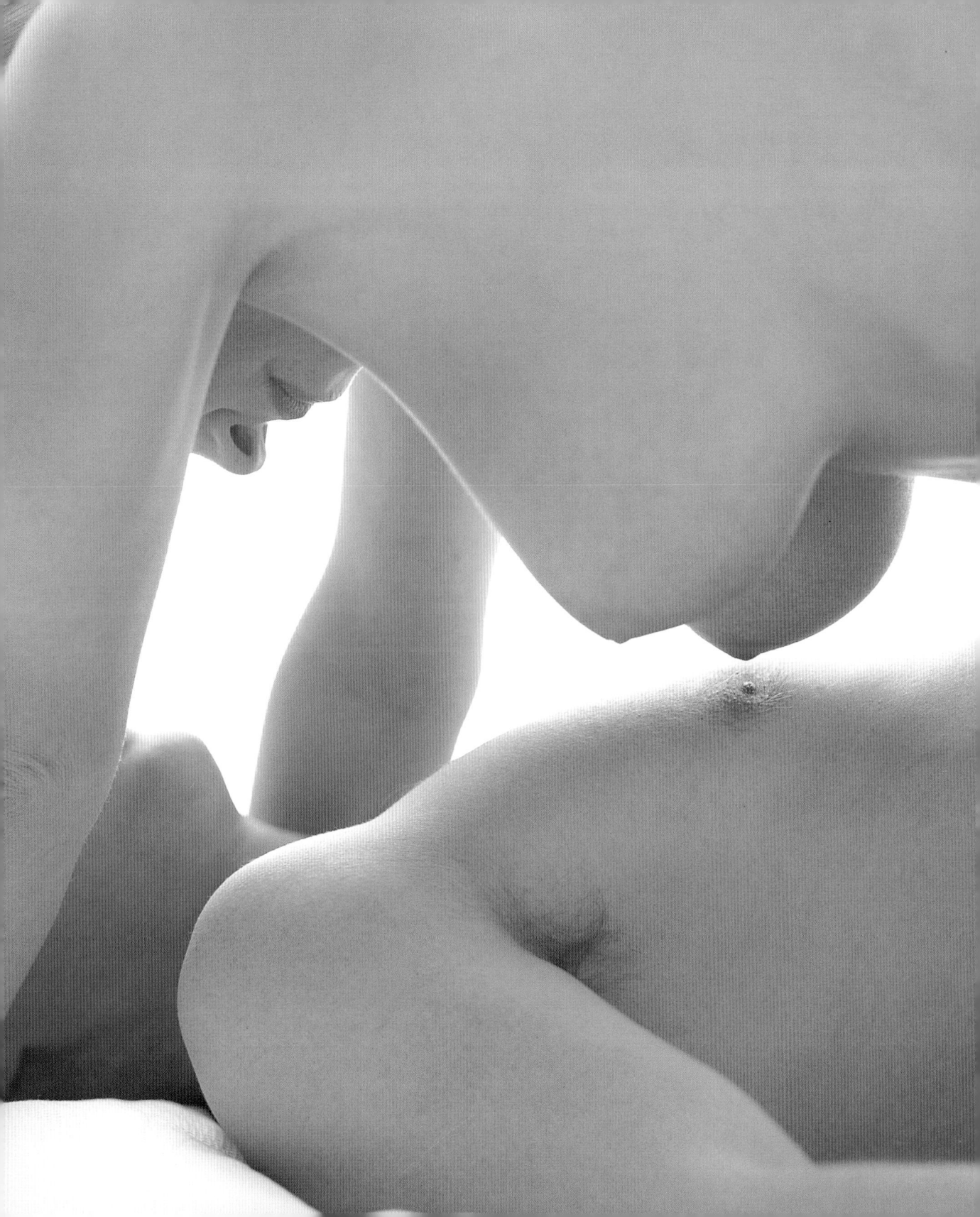

Massage für ihn

● **Benutzen Sie den Mund.** Küssen Sie seine Brustwarzen. Nehmen Sie jede in den Mund und saugen Sie zuerst sanft, dann ziemlich kräftig daran. Züngeln Sie über die Brustwarzen, massieren Sie die Höfe zuerst im Uhrzeigersinn, dann in der anderen Richtung sanft mit der Zunge, während Sie ihm die Brust streicheln oder die Genitalien stimulieren. Wiederholen Sie diese Massage, diesmal mit mehr Druck an den Höfen. Beißen Sie beide Brustwarzen sanft und massieren Sie sie dann mit den Lippen.

● **Benutzen Sie den Atem.** Befeuchten Sie seine Brustwarzen mit der Zunge und blasen Sie dann sanft darauf. Das kann herrlich sein.

● **Benutzen Sie den Körper.** Senken Sie den Rumpf behutsam auf seine Brust und streicheln Sie seine Brustwarzen mit Ihren. Massieren Sie dann seine Brust kräftig mit Ihren Brüsten, indem Sie den ganzen Körper bewegen oder indem Sie eine Brust in die Hand nehmen und damit seine Brustwarzen kräftig massieren. Das können Sie nackt und gut eingeölt oder in aufregender Wäsche machen.

● **Benutzen Sie die Hände.** Massieren Sie seine ganze Brust mit den gut eingeölten Handflächen und mit weiten kreisförmigen Bewegungen, die bis an seine Seiten reichen. Nähern Sie sich allmählich seiner Brust und massieren Sie dann mit kleineren Bewegungen um die Brustwarzen herum. Streifen Sie dabei wiederholt mit dem Handrücken über seine Brustwarzen. (Wenn Sie wollen, können Sie diesen Teil mit den Füßen wiederholen.) Rollen Sie beide Brustwarzen zwischen Finger und Daumen, zuerst sanft, dann fester. Reiben Sie die Spitzen mit einer Fingerkuppe. Nehmen Sie sie zwischen Finger und Daumen und drücken Sie sie recht hart, bis es ihm zu viel wird. Ziehen Sie jede Brustwarze so lang wie möglich, und drücken Sie wiederholt darauf, ohne sie loszulassen. Massieren Sie sie in die Brust hinein, bis sie flach ist oder sogar eine Mulde bildet.

● **Benutzen Sie die Fantasie.** Stimulieren Sie seine Brustwarzen auf ungewöhnliche Weise, zum Beispiel mit Pelz, Seide, Gummi, Leder, etwas Rauem oder einem nassen Eiswürfel. Oder lecken Sie klebrige Speisen von seiner Brust ab.

● **Werden Sie härter.** Drücken Sie seine Brustwarzen viel fester. Klopfen Sie mit einem leichten Plastiklineal auf seine Brust. Beißen Sie kräftiger, aber ohne die Haut zu verletzen. Verwenden Sie eine Wäsche- oder Büroklammer, aber höchstens 10 Minuten. Wenn Sie wollen, können Sie im Versandhandel oder in einem Sexshop spezielle Klemmen kaufen.

Massage für sie

● **Benutzen Sie den Mund.** Fast alles, was Sie mit dem Mund oder der Zunge tun, ist willkommen. Lecken und küssen Sie zunächst ihre Brüste und drücken Sie dann die Zunge hinein. Beginnen Sie ein Stück von den Brustwarzen entfernt oder meiden Sie sie erst einmal. Frauen mögen das, weil der Partner damit Fantasie beweist. Die Unterseite der Brüste wird oft ignoriert. Es macht auch Spaß, wenn ihre Brüste über Ihrem Gesicht hängen – so können Sie ganz neue Empfindungen auslösen.

Knabbern Sie sanft an der Haut, bedecken Sie die Brüste mit Minibissen.

Küssen Sie dann die Brustwarzen so, dass sie erregt wird. Züngeln Sie über die Brustwarzen. Streichen Sie mit der Zunge über die Höfe, zuerst oberflächlich, dann fest. Saugen Sie an den Brustwarzen und massieren Sie jede Ziffer einer imaginären Uhr mit der Zunge. Drücken Sie die Zunge tief in die Brustwarze hinein, bis sie in der Brust verschwindet; lassen Sie die Zunge dann vibrieren. Nehmen Sie so viel Brust wie möglich in den Mund und saugen Sie daran.

Wenn Sie die Brüste Ihrer Partnerin küssen und sich an sie schmiegen, wecken Sie in sich selbst alte Kindheitserinnerungen. Dieses Vergnügen ist heterosexuellen Frauen nicht vergönnt, aber sie genießen die Stimulation dennoch.

● **Benutzen Sie Ihren Atem.** Siehe Seite 102.

● **Benutzen Sie die Hände.** Legen Sie die Hände sanft auf ihre Brüste und lassen Sie Liebe in die Partnerin strömen. Sagen Sie etwas Nettes über ihre Brüste, vor allem wenn sie damit nicht zufrieden ist. Reiben Sie die Brüste mit warmem Öl (siehe Seite 43) oder Körperpuder ein und streicheln Sie sie sanft mit den Handflächen. Arbeiten Sie sich nach oben in die Achselhöhlen und vergessen Sie nicht die Unterseite der Brüste. Viele Frauen klagen, dass ihre Partner sich zu sehr mit

der Mitte beschäftigen. Manche Frauen wollen, dass auch der Brustkorb, die Achselhöhlen und die Schultern massiert werden.

Kneten Sie die Brüste, nicht die Brustwarzen, ziemlich tief und nehmen Sie die

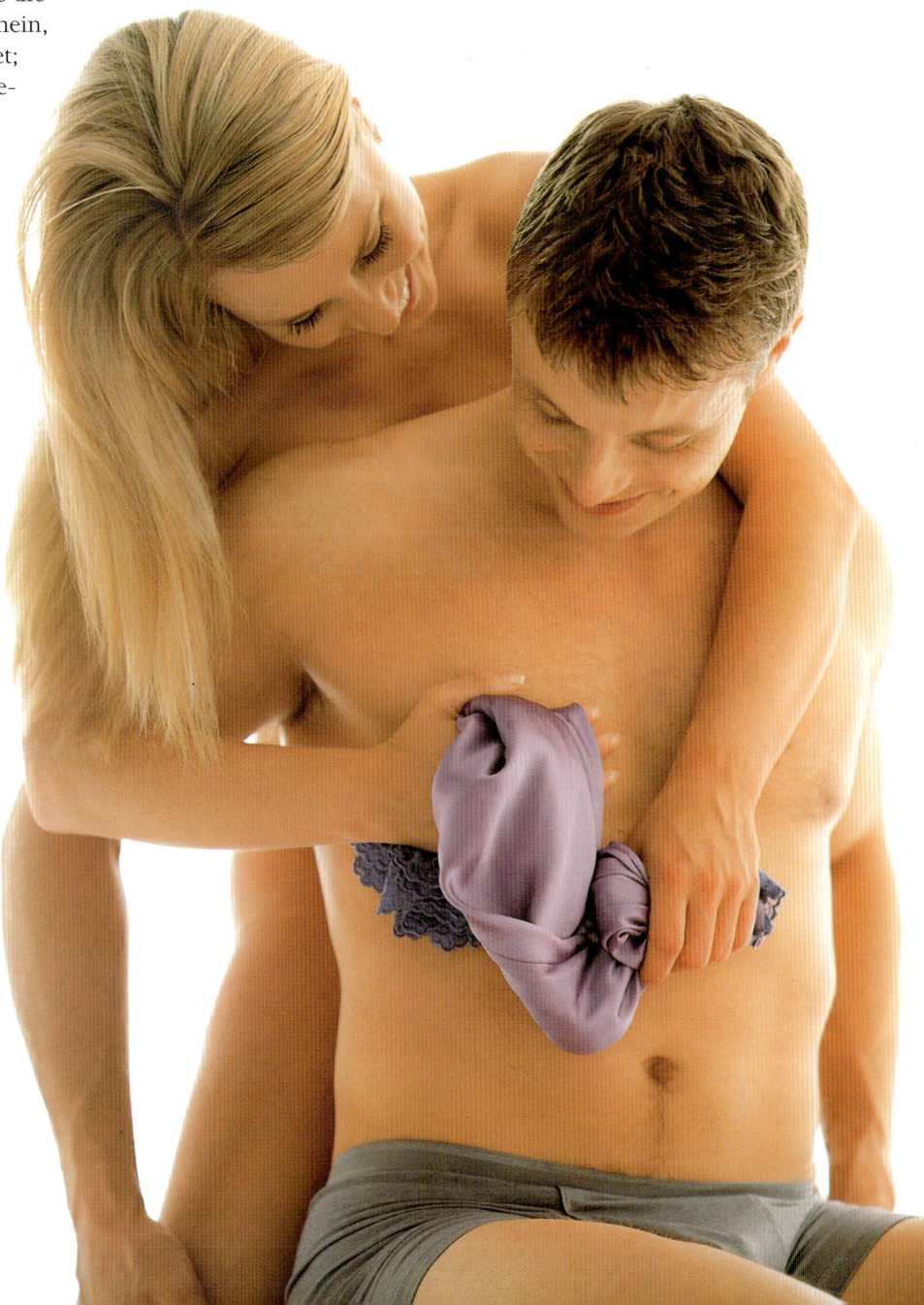

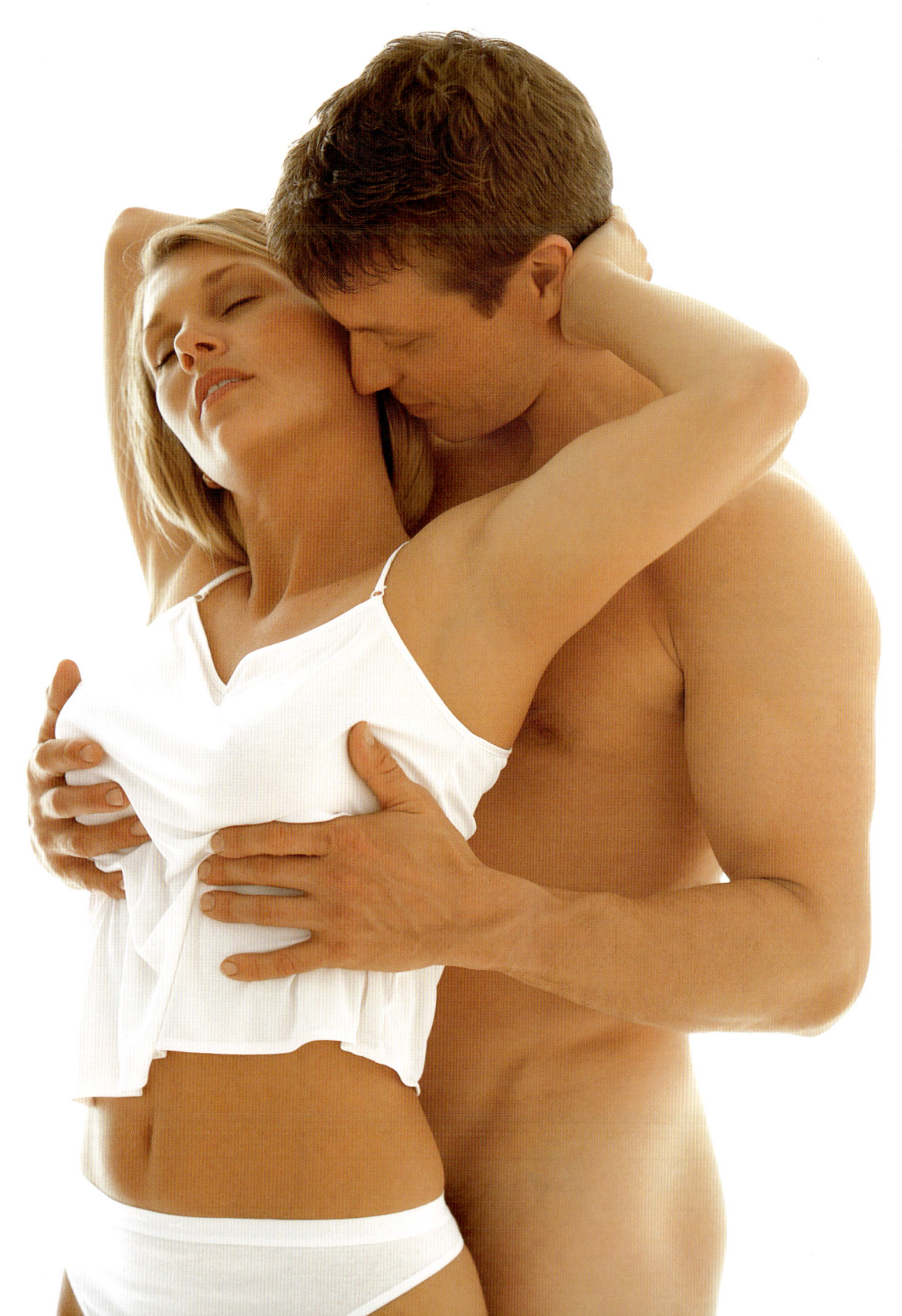

Finger nie von der Haut, während Sie die Brüste umrunden. Schütteln Sie die Brüste wie eine Hand, drücken Sie die Fingerspitzen hinein und machen Sie kleine kreisförmige Bewegungen mit den Fingerballen. Manche Frauen mögen es, wenn ihre Brüste verdreht oder »gewrungen« werden. Nehmen Sie ein großes Stück Brust in eine Hand und drücken Sie es kräftig. Was Sie tun können, hängt vom Volumen und der Festigkeit der Brüste ab.

Streichen Sie mit unterschiedlichem Druck über die Brüste und lassen Sie sich von der Partnerin leiten – was Ihrer Ex gefallen hat, zählt jetzt nicht.

Die Brustwarzen können Sie streicheln, schnipsen, zwischen Finger und Daumen drücken, packen und den Druck langsam steigern, bis sie »Stopp« sagt, packen und rhythmisch drücken, die ganze Hand darauf vibrieren lassen, abwechselnd drücken und loslassen, in die Brust hineindrücken und massieren, langsam daran ziehen, bis sie »Stopp« sagt, ziehen und drehen (manche Frauen mögen das sehr). Die Möglichkeiten sind fast unbegrenzt.

● **Benutzen Sie Ihre Fantasie.** Fast alles kann die Brüste und Brustwarzen stimulieren. Mit Seide, Pelz, Gummi und Leder können Sie die ganze Brust massieren. Einen nassen Eiswürfel ziehen Sie langsam zu den Brustwarzen hin oder stecken ihn zwischen BH und Brustwarze, während Sie die Partnerin anderswo streicheln. Denken Sie daran, dass die Brüste mit der Klitoris verbunden sind; deren Stimulierung steigert also die Wirkung der Brustmassage erheblich. Lecken Sie klebrige Speisen langsam von den Brüsten oder

Brustwarzen ab. Lassen Sie sexy BHs mitspielen. Massieren Sie die Brüste durch ein Lieblingskleid oder ein anderes Kleidungsstück, dass Ihnen beiden gefällt.

● **Benutzen Sie den Körper.** Ölen Sie Ihre Brust ein und massieren Sie die Brüste der Partnerin damit. Wiederholen Sie mit dem Penis alles, was sie erregend

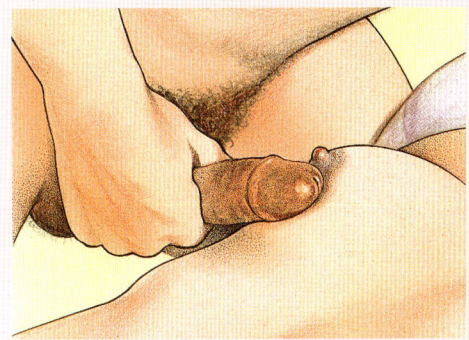

fand, als Sie die Finger benutzten (siehe unten). Dabei kann sie auch die Brüste über Ihrem erigierten Penis hängen lassen. Massieren Sie mit den Füßen oder mit einem anderen Körperteil und seien Sie auf Überraschungen gefasst.

● **Werden Sie härter.** Nur wenige Frauen genießen Schmerzen in der Brust, aber viele werden von ziemlich starken Empfindungen in den Brustwarzen erregt. (Lesen Sie dazu Seite 102 und die Warnung auf Seite 100 und verletzen Sie nie die Haut.) Versuchen Sie, kleine Gewichte an die Brustwarzen zu hängen, oder bringen Sie sie mit Wärme und Kälte in Berührung. Streicheln Sie die Brustwarzen nach jeder heftigen Stimulierung mit den Lippen, der Zunge oder liebevollen Händen.

Po und Pobacken

Die Massage dieser Körperpartien kann auch für Menschen, die Analsex nicht mögen, sehr erotisch sein. Darum ist es wichtig, beim Massieren nicht »versehentlich« an oder in den Anus zu geraten – ein Vertrauensverlust wäre die Folge. Die Analmassage behandle ich auf Seite 112–113.

Wenn Sie sich bei der Massage des Pos nicht ganz wohlfühlen, sollten Sie nach dem Grund forschen. Oft ruft gerade diese Massage alte Erinnerungen wach; hören Sie also einfühlsam zu (siehe Seite 20–21).

Viele Menschen wollen diesen Körperteil niemandem zeigen. Vielleicht wurde ihnen in der Kindheit beigebracht, er sei schmutzig, oder sie wurden darauf geschlagen oder sie haben als Kinder Einläufe bekommen – das alles färbt die Einstellung zur Massage in diesem Bereich. Aber das schließt nicht aus, dass sie Lust bereitet. Laufen Sie also vor Schwierigkeiten nicht weg. Ihre Beziehung kann sehr davon profitieren, wenn Sie herausfinden, wo das Problem liegt.

Die Partnerin liegt auf dem Bauch und die obere Hälfte ihres Körpers ist mit einem warmen Handtuch zugedeckt. Die Beine sind leicht gespreizt, aber nicht so weit, dass sie sich anal entblößt fühlt, falls sie das nicht mag. Setzen Sie sich zuerst auf die Fersen und nehmen Sie ihre Beine zwischen die Knie.

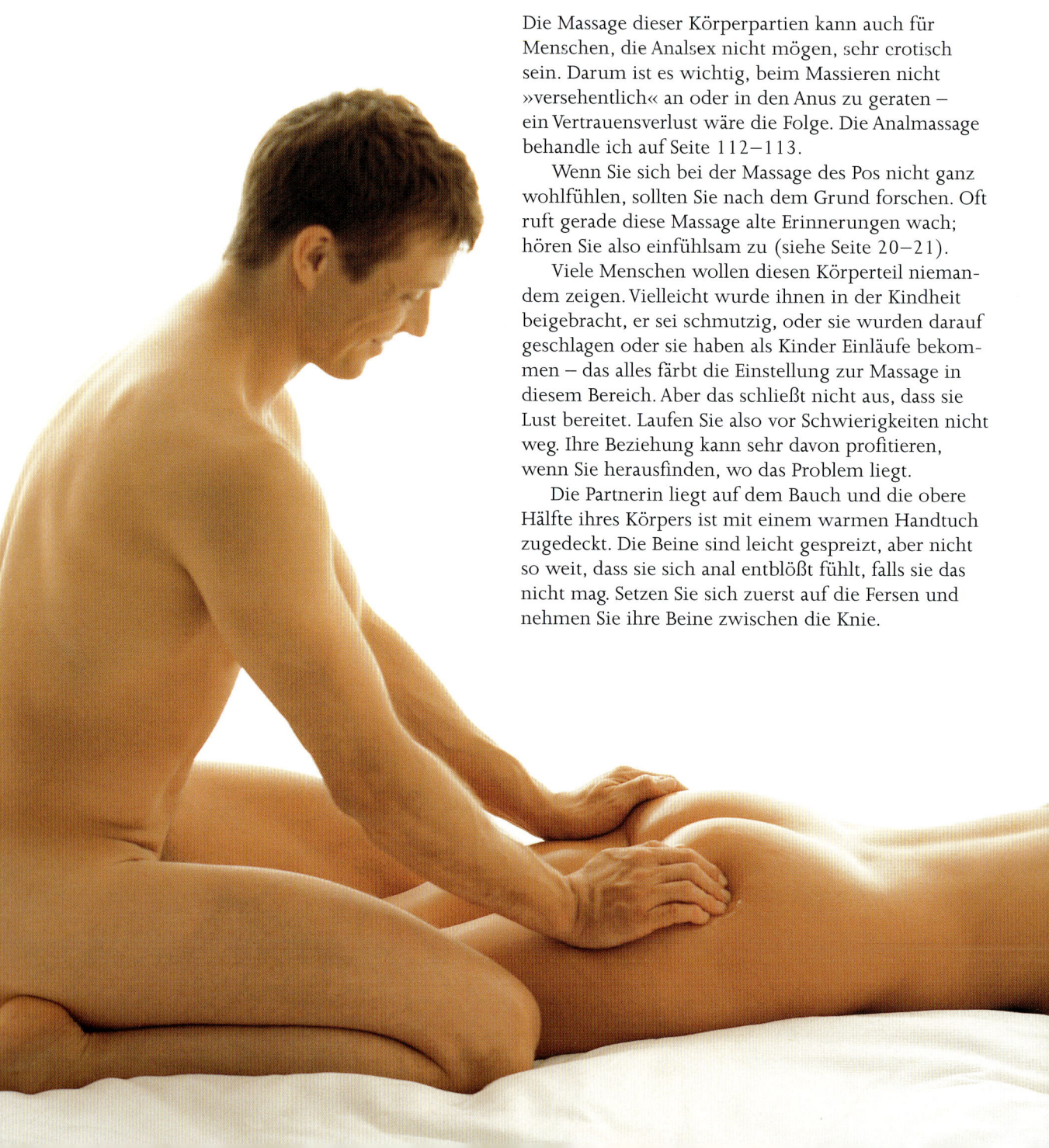

Wärmen Sie etwas Öl zwischen den Handflächen (siehe Seite 43) und legen Sie sie sanft, aber fest auf den Po der Partnerin. Atmen Sie im gleichen Rhythmus wie sie. Beobachten Sie, ob die Muskeln sich entspannen; das spüren Sie auch mit den Händen. Viele Menschen sind hier sehr verspannt.

Streichen Sie mit beiden Händen und weiten, ausholenden Bewegungen von der Mitte zur Seite der Pobacken. Dabei sollten die Kreise immer größer werden. Üben Sie ziemlich großen Druck aus, wenn Sie die Hüftgelenke erreichen, und massieren Sie dort eine Weile mit kleinen Kreisen. Das kann überraschend angenehme Empfindungen auslösen.

Wenn die Partnerin sich zu entspannen beginnt, machen Sie mit beiden Händen gleichzeitig kleine kreisförmige Bewegungen mit den Kuppen von drei Fingern an der Stelle, wo der Beckenrand ins Kreuz übergeht. Etwa 7,5 bis 10 cm seitlich der Wirbelsäule befinden sich zwei empfindliche Punkte. Bleiben Sie ein paar Minuten dort. Diese Energiepunkte sind mit den Genitalien verbunden; ihre Stimulation kann sehr erregend sein.

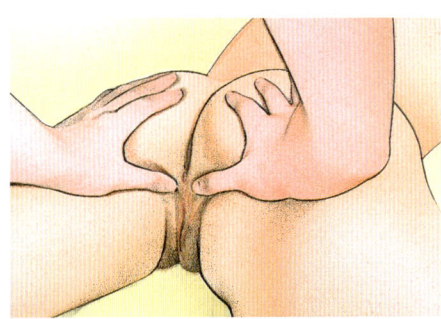

Schritt 7

Sie sitzen oder knien neben der Partnerin, nehmen eine Pobacke zwischen die Hände (ähnlich wie eine Brust) und kneten sie gründlich.

Setzen Sie sich zwischen die geöffneten Beine der Partnerin und legen Sie die Hände flach auf die Pobacken. Die Finger zeigen zum Kopf, die Daumen liegen innen auf den Backen, etwa 5–7,5 cm vom Anus entfernt. Halten Sie eine Weile liebevoll still, um ihr Vertrauen zu stärken.

Machen Sie mit den Händen sanfte, aber feste Kreisbewegungen. Drücken Sie dabei die Hände in den Po, ohne sie von der Haut zu entfernen.

Wenn die Partnerin ganz entspannt ist, halten Sie die Hände still und massieren kräftig mit den Daumen. Tasten Sie dabei nach den Sitzbeinen. Machen Sie Kreisbewegungen um diese Knochen und achten Sie darauf, wo die Empfindungen besonders angenehm sind. Hier können Sie der Vagina oder dem Anus recht nahekommen.

Wenn die Partnerin entspannt bleibt, können Sie bis an den Rand dieser Öffnungen massieren, ohne sie zu berühren. Das ist sehr erregend und kann der Beginn einer anderen Reise sein.

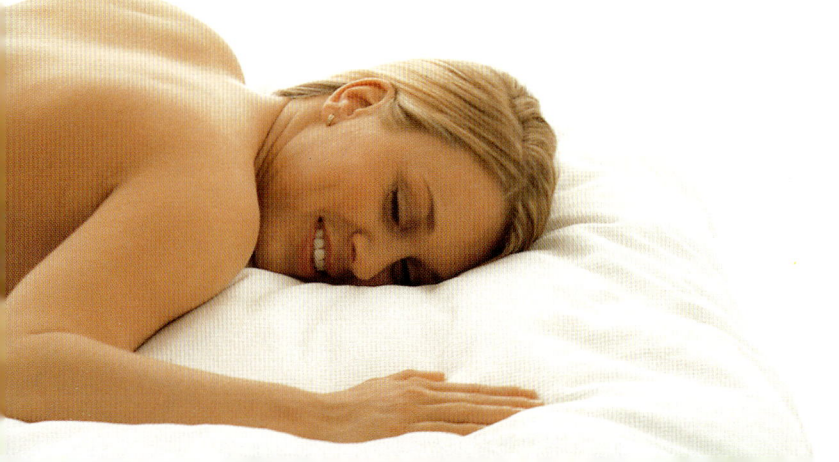

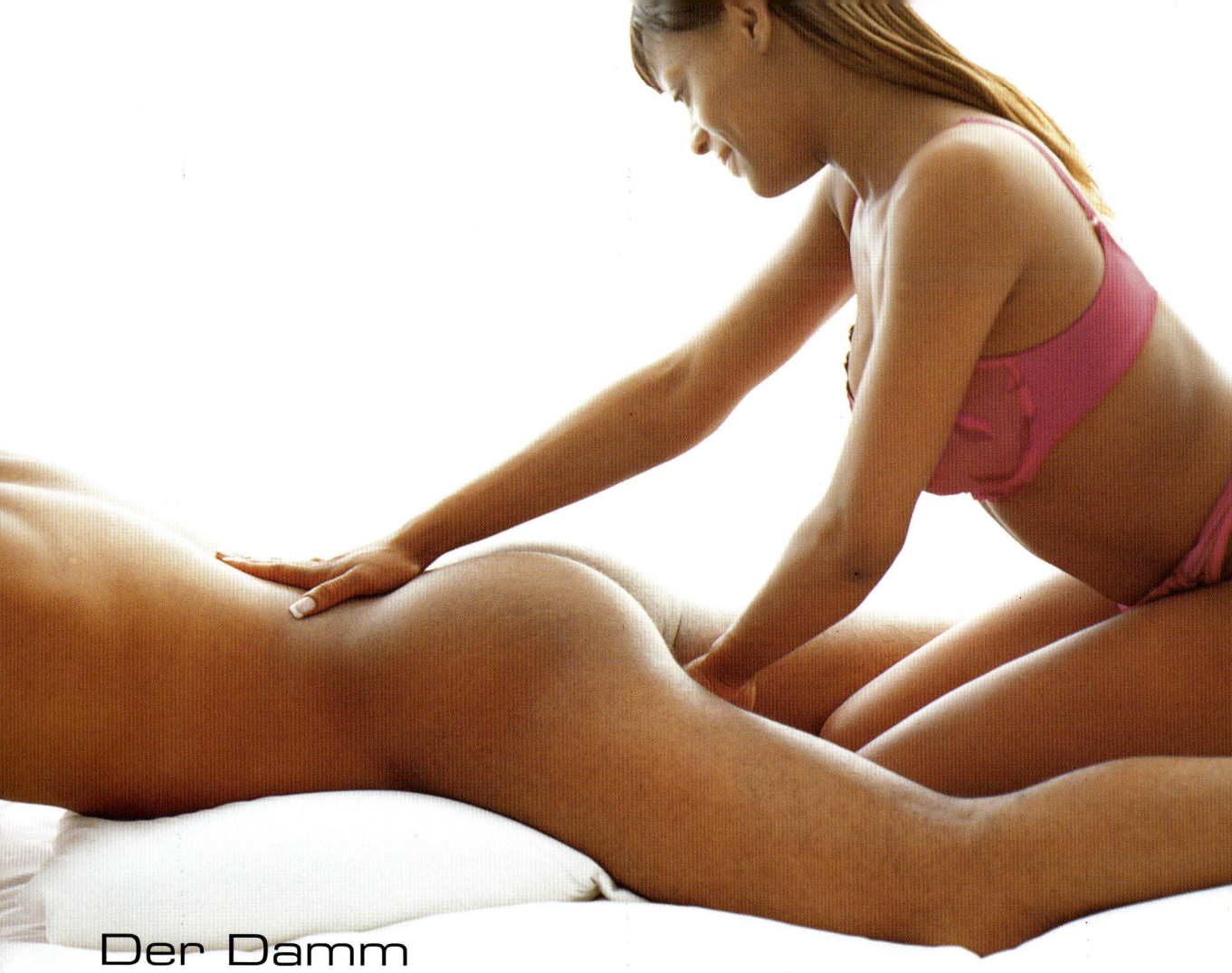

Der Damm

Der Damm liegt beim Mann zwischen Hoden und Anus, bei der Frau zwischen Vagina und Anus. Er besteht weitgehend aus Muskeln in der Form einer 8, die diese Öffnungen umringen, und ist reich an Blutgefäßen (siehe Seite 37) und sehr empfindlichen Nerven.

Viele Menschen assoziieren diesen Körperteil, der dem Anus nahe ist, mit Schmutz und Scham. Manche Männer fürchten, schwul zu sein, wenn die Massage dieses Gebietes Lustgefühle auslöst, und wollen es daher gar nicht erst probieren. Aber der Damm ist nichts weiter als eine erogene Zone bei allen Männern.

Wegen dieser falschen Eintellungen wird der Damm von Liebespartnern oft übersehen. Das ist schade, weil er bei beiden Geschlechtern intensive und lustvolle Empfindungen auslösen kann. Viele Frauen klagen – vor allem nach mehreren Entbindungen –, dass der Penis in der Vagina sie nicht mehr befriedigt. Eine Massage des Damms kann die Lösung sein.

Diese Massage kann auch ein guter Kompromiss zwischen nichtgenitalem und genitalem Sex sein. Millionen Frauen haben schon einmal ein genitales Trauma erlitten. Medizinische Untersuchungen, Entbindungen, Operationen, Infektionen, grober Sex oder sogar Vergewaltigung – das alles kann die Lust am Sex für einige Zeit verderben.

Darum empfehle ich nach solchen Ereignissen Sex ohne Eindringen, aber mit Küssen, Schmusen, gegenseitigem Masturbieren und so weiter. Auch die liebevolle Massage des Damms passt in dieses Programm; sie kann verhindern, dass zeitweilige sexuelle Rückschläge für ein Paar zum ernsten Problem werden.

Zuerst sollte die Frau es selbst ausprobieren und dann den Partner einbeziehen. Wenn er sanft und einfühlsam ist, wird sie bald so entspannt sein, wie sie es gewohnt war. Dann sind Beckenboden und Damm bereit, einen Penis aufzunehmen, einerlei, wie groß er ist. Erst wenn die Frau keinerlei Probleme mehr mit ihrem Beckenbereich hat, sollte sie wieder an Geschlechtsverkehr denken.

Massage für ihn

Der Partner legt sich bequem auf den Bauch, entspannt sich und genießt diese Massage, ohne an eine Erektion zu denken. Die Lust ist das einzige Ziel. Die Partnerin liegt oder sitzt neben ihm und beugt sich über seinen Körper.

Massieren Sie seine Pobacken (siehe Seite 106–107) kräftig.

Er dreht sich um und Sie stimulieren seinen Penis so, wie es Ihnen beiden gefällt, bis er leicht erregt ist.

Er öffnet die Beine weit und Sie probieren verschiedene Massagetechniken an seinem Damm aus. Beginnen Sie mit leichtem Druck; fragen Sie, was ihm gefällt.

Nehmen Sie seinen Penis in eine Hand und massieren Sie mit der anderen an der Peniswurzel (siehe Seite 31) nach unten, bis sie nicht mehr tastbar ist.

Drücken Sie fest und machen Sie kleine Kreisbewegungen mit den Kuppen der Mittelfinger am untersten Punkt der Wurzel, um die Prostata zu stimulieren (siehe Seite 114).

Klopfen Sie kräftig auf die Peniswurzel oder auf den Damm. Das ist sehr erregend und kann einen Orgasmus auslösen.

Massieren Sie mit den Knöcheln einer Faust kräftig seinen Damm. Achten Sie aber auf seine Reaktionen, damit Sie ihm nicht wehtun.

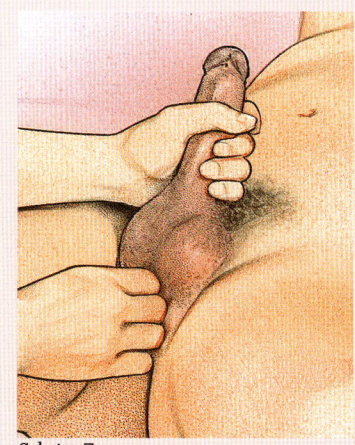

Schritt 7

Massage für sie

Ihre Partnerin liegt bequem auf dem Rücken und spreizt die Beine weit. Unter die Knie kann sie Kissen legen, um Becken und Damm zu entspannen. Ein festes Kissen unter den Hüften erleichtert Ihnen den Zugang. Küssen und schmusen Sie ausgiebig, ehe Sie sich der Vagina nähern. Stimulieren Sie dann die Klitoris, bis die Partnerin wirklich erregt ist. Selbst wenn sie nass ist, sollten Sie eine Gleitcreme benutzen, bevor Sie zu massieren beginnen.

Führen Sie den Zeige- und Mittelfinger sanft in die Vagina ein, am besten senkrecht (stellen Sie sich eine Linie zwischen 12 und 6 Uhr vor). Dadurch dehnen Sie den Damm, nicht den Bereich unter der Harnröhre oder dem Schambein, der bei starkem Druck schmerzt.

Drehen Sie die Hand behutsam, bis die Finger waagrecht liegen. Dehnen Sie die Vagina von 3 bis 9 Uhr.

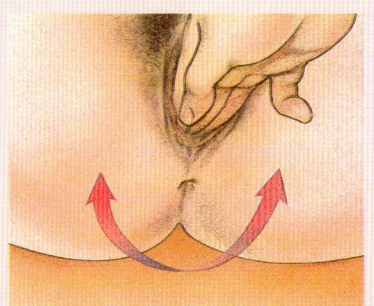

Schritt 3

Drücken Sie nach hinten zum Anus und schieben Sie die Finger dann langsam und kräftig hin und her, so dass sie ein U zwischen 3 und 9 Uhr zeichnen. Glätten Sie die Muskeln der Vagina rhythmisch, vor allem die vorderen. Dafür brauchen Sie die Finger nicht sehr weit einzuführen. Das kann sehr erregend sein; die Partnerin sollte daher tief atmen.

Konzentrieren Sie sich nun auf Stellen der »Uhr«, die der Partnerin die größte Lust bereiten, und machen Sie dort rhythmische, kleine, U-förmige Bewegungen.

Streicheln Sie die Partner mit der anderen Hand. Sie darf sich auch selbst stimulieren, vor allem wenn sie erregt wird.

Wenn sie immer erregter wird, können Sie noch einen Finger einführen und weiter massieren wie bisher.

Führen Sie die Finger nun bis zum zweiten Knöchel ein. Halten Sie still, bis sie sich an die Dehnung gewöhnt hat. Sollte sie dem Orgasmus zu nahe sein, machen Sie mit beiden Händen eine kurze Pause. Sagen Sie ihr, wie aufregend sie ist – schließlich ist das keine gynäkologische Untersuchung!

Wenn sie stärker gedehnt werden will, können Sie einen vierten Finger einführen. Das vertragen nur sehr wenige Frauen; seien Sie also vorsichtig, bis Sie wissen, dass sie sich wohlfühlt.

Wenn sie nach einem Orgasmus lechzt, beteiligen Sie die Zunge am Spiel. Stimulieren Sie die Klitoris und drücken Sie auf den Damm.

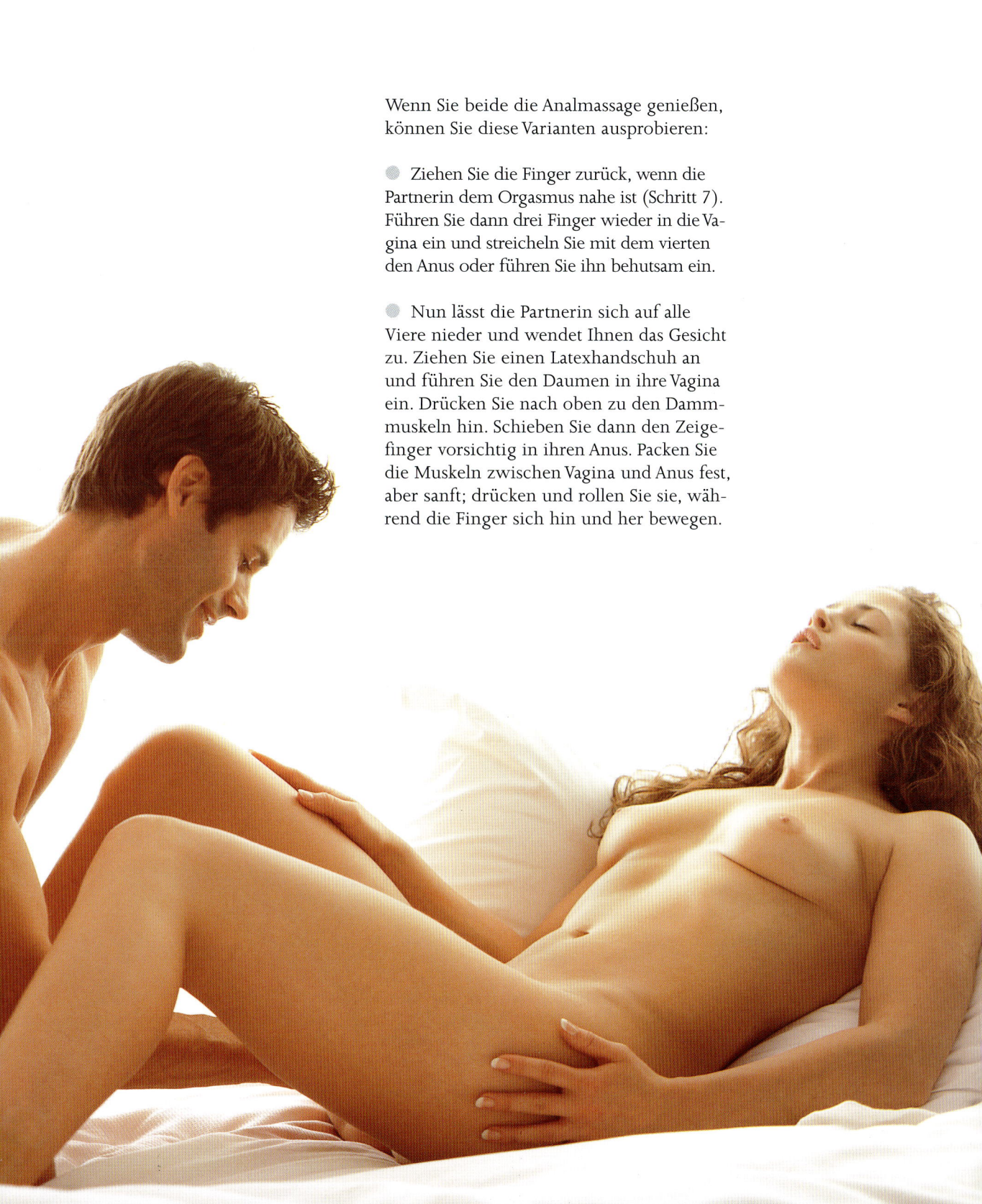

Wenn Sie beide die Analmassage genießen, können Sie diese Varianten ausprobieren:

● Ziehen Sie die Finger zurück, wenn die Partnerin dem Orgasmus nahe ist (Schritt 7). Führen Sie dann drei Finger wieder in die Vagina ein und streicheln Sie mit dem vierten den Anus oder führen Sie ihn behutsam ein.

● Nun lässt die Partnerin sich auf alle Viere nieder und wendet Ihnen das Gesicht zu. Ziehen Sie einen Latexhandschuh an und führen Sie den Daumen in ihre Vagina ein. Drücken Sie nach oben zu den Dammmuskeln hin. Schieben Sie dann den Zeigefinger vorsichtig in ihren Anus. Packen Sie die Muskeln zwischen Vagina und Anus fest, aber sanft; drücken und rollen Sie sie, während die Finger sich hin und her bewegen.

Der Anus

Die Stimulation des Anus kann starke erotische Empfindungen auslösen. Leider übertreiben es viele Eltern mit der »Reinlichkeitserziehung« und deshalb verbinden wir den Analbereich mit Schamgefühlen und leugnen sogar Lustgefühle dort (siehe Seite 108).

Wenn Sie beide diesen Aspekt der erotischen Massage erforschen wollen, sind einige Vorbereitungen notwendig. Also duschen Sie gemeinsam und reinigen Sie diesen Bereich mit Wasser und Seife. Führen Sie behutsam eine eingeseifte Fingerspitze ein und waschen Sie das Innere. Wenn Sie Analsex planen, können Sie einen kleinen Einlauf verabreichen – ein halber Liter Wasser genügt. Manche Paare machen das vor dem Analsex routinemäßig. Denken Sie immer daran, dass Anus und Enddarm empfindlicher sind als die Vagina. Achten Sie also auf kurze Fingernägel oder tragen Sie einen Nitril- oder Latexhandschuh.

Wird der Anus berührt, zieht er sich automatisch zusammen und verhindert das Eindringen. Das heißt, dass Sie vor jedem Eindringen die Muskeln lockern müssen. Geben Sie einander viel Zeit dafür – ich empfehle vor allem Anfängern eine gute halbe Stunde.

Manche Menschen genießen es, wenn der Schließmuskel gedehnt wird. Dafür gibt es zwei Sexspielzeuge.

● **Analstöpsel** Beginnen Sie mit einem kleinen und benutzen Sie ihn erst, nachdem Sie zunächst einen und dann zwei Finger eingeführt haben (siehe unten). Ein Ende des Stöpsels läuft spitz zu, so dass Sie damit den Anus langsam weiten können. Der schmale Hals am anderen, »ausgestellten« Ende verhindert, dass der eingeführte Stöpsel hinausrutscht. Mit Analstöpseln können Sie den Schließmuskel dehnen, und zwar als Teil der Massage oder als Vorspiel zum Analsex.

● **Dildos** Am besten sind die geleeartigen Typen. Führen Sie ihn erst ein, wenn die unten beschriebene Sequenz beendet ist. Der Anus muss sehr locker und offen, die Partnerin sehr erregt sein, besonders beim ersten Analsex. Ist der Dildo eingeführt, bleibt der Schließmuskel weit offen. Das ist eine neue Erfahrung, die Unruhe auslösen kann. Gehen Sie also behutsam vor. Schieben Sie den Dildo erst hin und her, wenn die Partnerin sich wohlfühlt. Dadurch massieren Sie den Anus oder den Enddarm (beim Mann auch die Prostata). Verbinden Sie das mit vielen anderen Stimulationen, um die Partnerin zum Orgasmus zu bringen.

Reiben Sie den Analbereich mit einer wasserhaltigen Gleitcreme (siehe Seite 43) ein.

Massieren Sie den Schließmuskel mit einer Fingerspitze und leichten kreisförmigen Bewegungen. Drücken Sie sanft darauf, ohne einzudringen. Meist ist es hilfreich, die Partnerin dabei auf andere Weise zu stimulieren.

Sobald der Anus locker ist und sich öffnet, führen Sie eine Fingerspitze ein. Jetzt kontrahiert sich der Muskel wieder. Halten Sie still, bis er sich erneut lockert. Wenn die Partnerin die Beckenmuskeln anspannt und dann lockert, wird ihre Entspannung tiefer und sie spürt deutlicher, was vor sich geht.

Wenn Sie merken, dass die Partnerin sich wohlfühlt, schieben Sie den Finger behutsam etwas weiter

und warten wieder, bis der Muskel sich entspannt. Wiederholen Sie das mehrere Male.

Verhelfen Sie nun der Partnerin, ohne den Finger zu entfernen, zum Orgasmus – so, wie es Ihnen beiden Spaß macht –, damit sie sich an die Kombination der Empfindungen gewöhnt.

Konzentrieren Sie sich die nächsten Male darauf, den Schließmuskel zu dehnen, etwa durch Fingerbewegungen. Nach einiger Zeit können Sie mehr als einen Finger einführen und aufregendere Bewegungen machen.

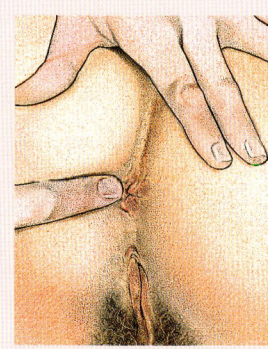

Schritt 2

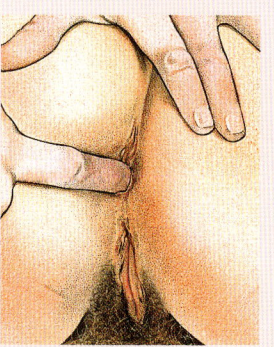

Schritt 3

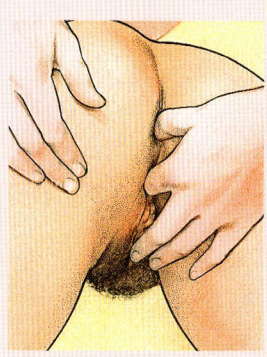

Schritt 6

Sein G-Punkt

Sie wissen bereits, was die Prostata – der G-Punkt des Mannes – ist und wo sie sich befindet. Man kann sie von innen und von außen stimulieren.

   Manche Männer fühlen sich unwohl, wenn sie in diesem Bereich massiert werden (siehe Seite 106), und viele glauben, dass ihre Partnerin ihnen nur einen Gefallen tun will, selbst aber keinen Spaß daran hat. Ihr Partner kann sich leichter entspannen, wenn er weiß, dass Sie ihn nicht kritisieren.

Äußere Massage

Baden oder duschen Sie gemeinsam. Bringen Sie ihn dann durch Küssen, Streicheln oder oralen Sex in Stimmung. Er darf mehrere Male in die Nähe eines Orgasmus kommen, sollte ihn aber nicht erreichen. Stimulieren Sie ihn weiter.

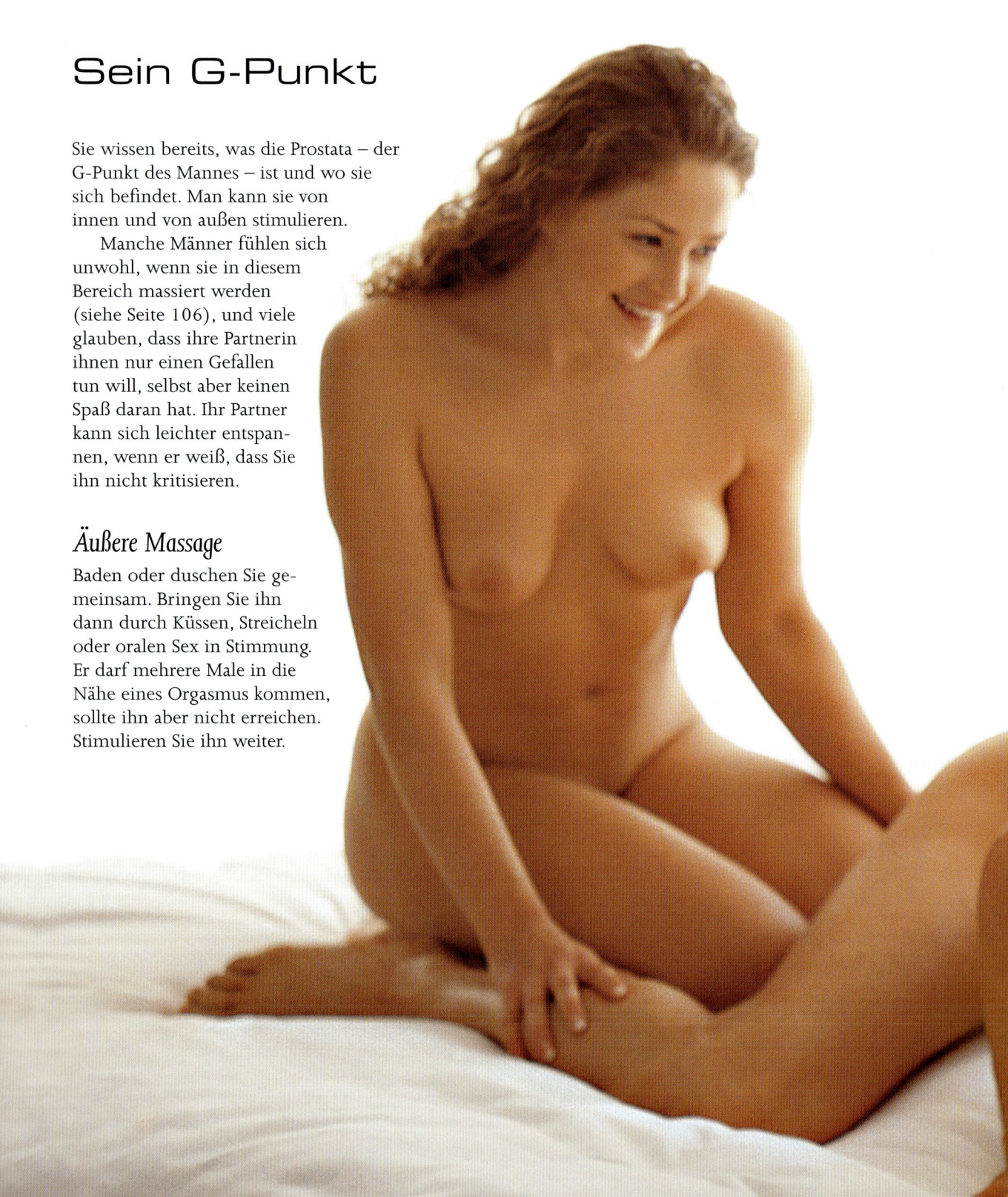

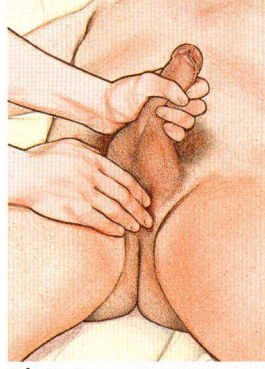

Schritt 3

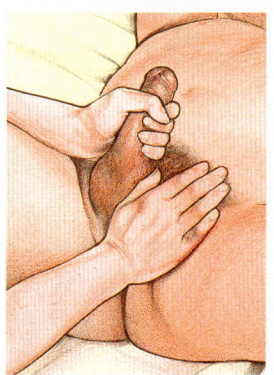

Schritt 5

Der Partner liegt bequem auf dem Bauch. Schieben Sie ein oder zwei Kissen unter die Hüften, um sie anzuheben. Massieren Sie seinen Po und den Analbereich (siehe Seite 106–107 und 112–113).

Wenn er angenehm erregt und entspannt ist, dreht er sich auf den Rücken, sodass Sie den Damm massieren können (siehe Seite 109, Schritte 1–4).

Drücken Sie mit dem Zeige- und Mittelfinger fest und rhythmisch auf den magischen Punkt zwischen der Peniswurzel und dem Anus. Er sollte tief und im Rhythmus mit Ihrer Massage atmen, also einatmen und die Beckenmuskeln kontrahieren, wenn Sie den Druck lindern, und dann »durch das Becken« ausatmen, wenn Sie wieder Druck ausüben. So kann er sich gründlich entspannen.

Drücken Sie mit den Knöcheln einer Faust sanft auf den Damm. Fragen Sie den Partner, was ihm gefällt. Lassen Sie die Faust vibrieren oder bringen Sie ihn dem Höhepunkt nahe und verhindern Sie den Orgasmus durch Druck mit den Knöcheln.

Drücken Sie einen Handballen auf die Peniswurzel, und zwar nach oben zum Schaft hin. Stimulieren Sie mit der anderen Hand den Schaft.

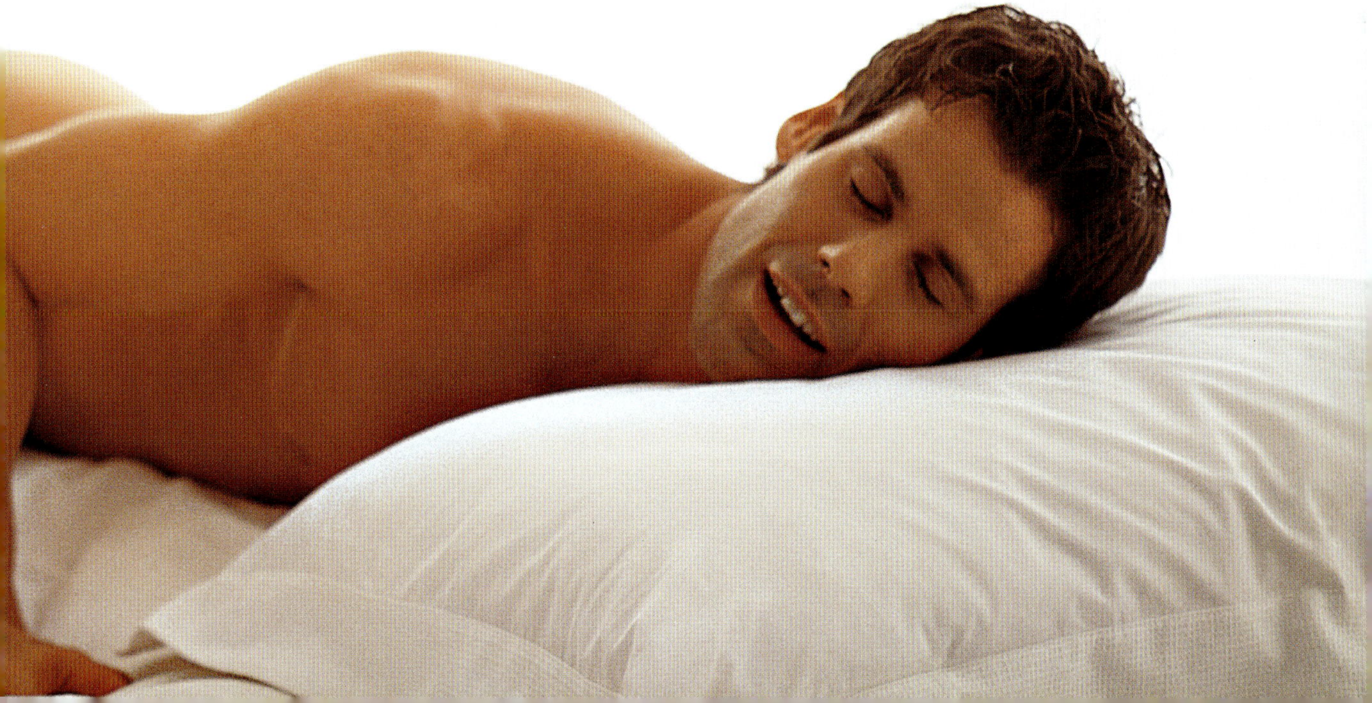

Innere Massage

Wenn Sie eine innere Massage planen, sind einige Vorbereitungen notwendig. Benutzen Sie einen Latexhandschuh oder einen Fingerling. Außerdem brauchen Sie viel Gleitcreme, weil der Anus im Gegensatz zur Vagina kein eigenes Gleitmittel produziert. Der Partner hat sich vorher gründlich gewaschen. Manche Männer benutzen vorher eine kleine Reiseklistierspritze, um den unteren Enddarm zu spülen.

Viele Paare gehen von der äußeren zur inneren Massage über. Wenn Sie mit der inneren anfangen, sollte der Partner bereits sehr erregt sein. Berühren Sie nicht gleich den Anus und lassen Sie sich von den Tipps auf Seite 112 zur Analmassage leiten.

Der Partner kontrahiert und entspannt die Beckenmuskeln, während Sie sanft auf den Anus drücken.

Führen Sie einen Finger ein und warten Sie dann eine Weile, da der Schließmuskel sich kontrahiert. Wackeln Sie ein wenig mit dem nach oben gekrümmten Finger und schieben Sie ihn dann weiter. Jetzt sollten Sie die Prostata als feste, walnussgroße Schwellung an der Peniswurzel spüren.

Drücken Sie auf die Prostata oder lassen Sie die Fingerspitze darauf vibrieren. Es schadet nicht, wenn seine Erektion abklingt. Hier geht es nicht darum, eine Erektion zu bekommen oder zu bewahren; es geht um die Stimulation der Prostata.

Machen Sie weiter, vielleicht mehrere Male, und experimentieren Sie mit verschiedenen Techniken, bis Sie wissen, was ihm zusagt. Favoriten sind eine »Komm-her-Geste« mit der Fingerspitze bei unterschiedlichem

Druck, eine Zickzackbewegung über die Prostata und eine vibrierende Hand, während der Finger auf die Prostata drückt. Es kann sein, dass der Partner dabei Stoßbewegungen macht, schneller und tiefer atmet oder stöhnt.

Stimulieren Sie den Penis mit der anderen Hand. Wenn der Partner kurz vor dem Orgasmus steht, hören Sie auf und drücken fest auf die Prostata. Wenn das den Höhepunkt verhindert, wiederholen Sie das Programm mehrere Male, bis er um den Orgasmus bettelt. Je öfter Sie seinen Orgasmus verschieben, desto intensiver wird er schließlich.

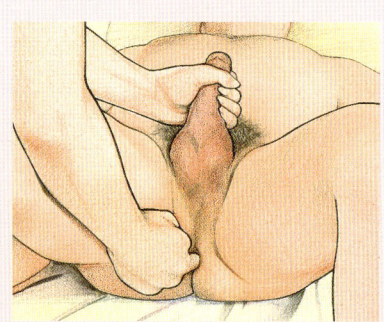

Schritt 5

Ihre äußeren Genitalien

Viele Männer stürzen sich sofort auf die Klitoris und die Vagina, wenn sie eine Frau stimulieren. Leider lassen sie dabei eine ganze Lustregion links liegen: die äußeren Genitalien.

Küssen Sie einander und schmusen Sie vor der Massage, um seelische Harmonie zwischen sich herzustellen (siehe Seite 14–15 und 87). Dann legt die Partnerin sich bequem hin und spreizt die Knie weit. Unter die Hüften und Knie schiebt sie Kissen. Sie knien oder liegen zwischen ihren Beinen oder an ihrer Seite.

Sie brauchen eine Menge Gleitcreme. Vaseline ist brauchbar, aber ziemlich dick und klebrig, sodass die Bettlaken fleckig werden. Wasserlösliche Cremes sind gut, trocknen aber mit der Zeit aus. Sprühen Sie ab und zu Wasser darauf. Verschiedene Gleitmittel auf Silikonbasis sind ebenfalls im Handel erhältlich und eignen sich für diese Massage besonders gut.

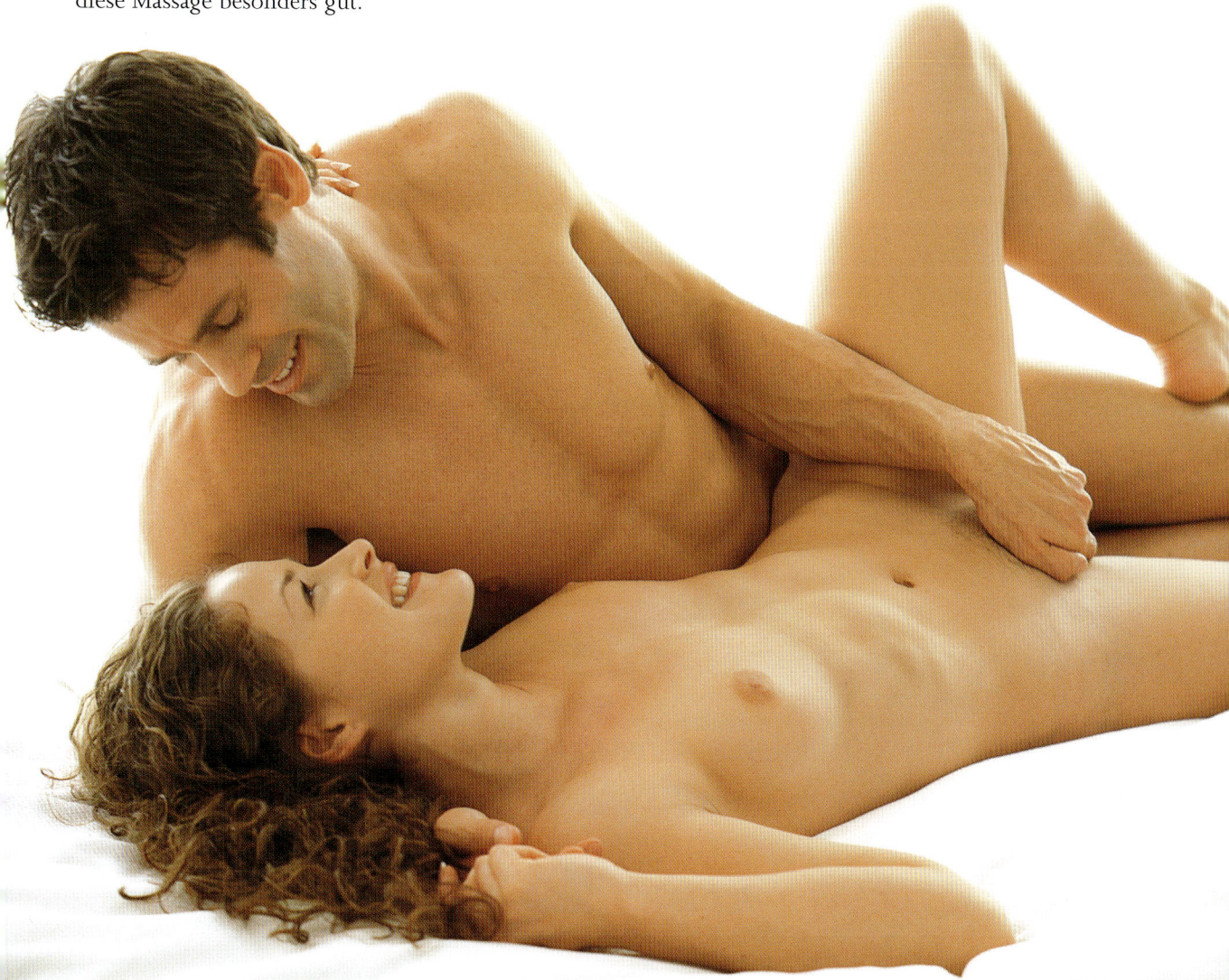

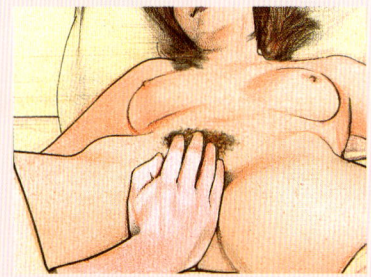

Schritt 1

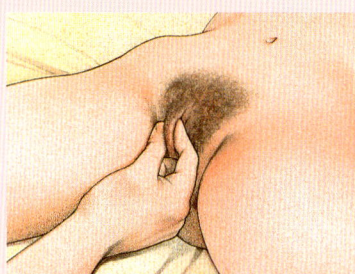

Schritt 5

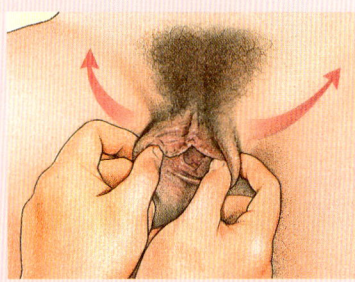

Schritt 6

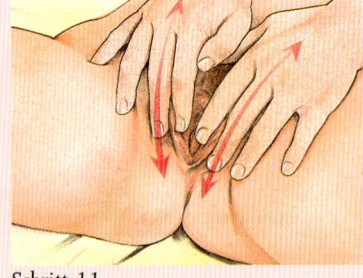

Schritt 11

Legen Sie eine Handfläche so auf die Vulva, dass der Ballen auf dem Damm und die Finger auf den Schamhaaren liegen. Schauen Sie ihr in die Augen, atmen Sie synchron.

Üben Sie mit der Hand leichten Druck aus und reiben Sie dann mit winzigen kreisförmigen Bewegungen.

Schieben Sie die Schamhaare beiseite und trennen Sie die inneren Lippen, indem Sie die Handflächen auf die äußeren Lippen legen und diese sanft auseinander ziehen.

Tragen Sie reichlich Gleitcreme auf (außer wenn sie sehr feucht ist), indem Sie die großen Lippen nacheinander mit dem Zeige- und Mittelfinger einreiben. Danach reiben Sie mit beiden Händen zugleich. Widerholen Sie das mehrere Male.

Nehmen Sie die äußeren Lippen nacheinander zwischen Zeigefinger und Daumen. Drücken Sie darauf und rollen Sie sie von unten nach oben und umgekehrt hin und her.

Nehmen Sie die äußeren Lippen nah am Scheideneingang zwischen die Zeigefinger und Daumen beider Hände. Ziehen Sie sie nach außen und halten Sie sie dort kurz fest. Wiederholen Sie das an verschiedenen Stellen der Lippen.

Halten Sie die äußeren Lippen fest und ziehen Sie abwechselnd und rhythmisch daran und dann an beiden zugleich.

Ziehen Sie ziemlich kräftig an den Lippen, um die Vagina weit zu öffnen. Blasen Sie behutsam hinein.

Wiederholen Sie die Schritte 7 und 8 viele Male. Halten Sie dabei die Lippen an verschiedenen Stellen fest.

Klopfen Sie mit den Fingern leicht auf die äußeren Lippen, wenn sie das mag.

Wechseln Sie die Position, sodass Sie die Vulva von oben erreichen können. Nehmen Sie die gut befeuchteten inneren Lippen zwischen die Zeige- und Mittelfinger beider Hände und fahren Sie mit den Fingern daran auf und ab. Das stimuliert auch die Klitoris und vielleicht will Ihre Partnerin jetzt einen Orgasmus haben.

Sie liegen oder knien nun wieder zwischen ihren Beinen und teilen mit einer Hand ihre Lippen, sodass die Scheidenöffnung gut sichtbar ist. Streicheln Sie ihren Rand, vor allem bei 4 und 8 Uhr (die Klitoris liegt bei 12 Uhr). Dringen Sie nicht ein, stimulieren Sie die Partnerin nur. Die meisten Frauen mögen hier festen Druck.

Sie machen es richtig, wenn sie tiefer atmet, die
Schenkel öffnet, das Becken nach unten und
vorne schiebt und den Rücken nach oben
krümmt, während die Vagina sich öffnet,
als lade sie Ihre Finger ein, und die
Klitoris (auch ohne Berührung)
besser sichtbar wird.

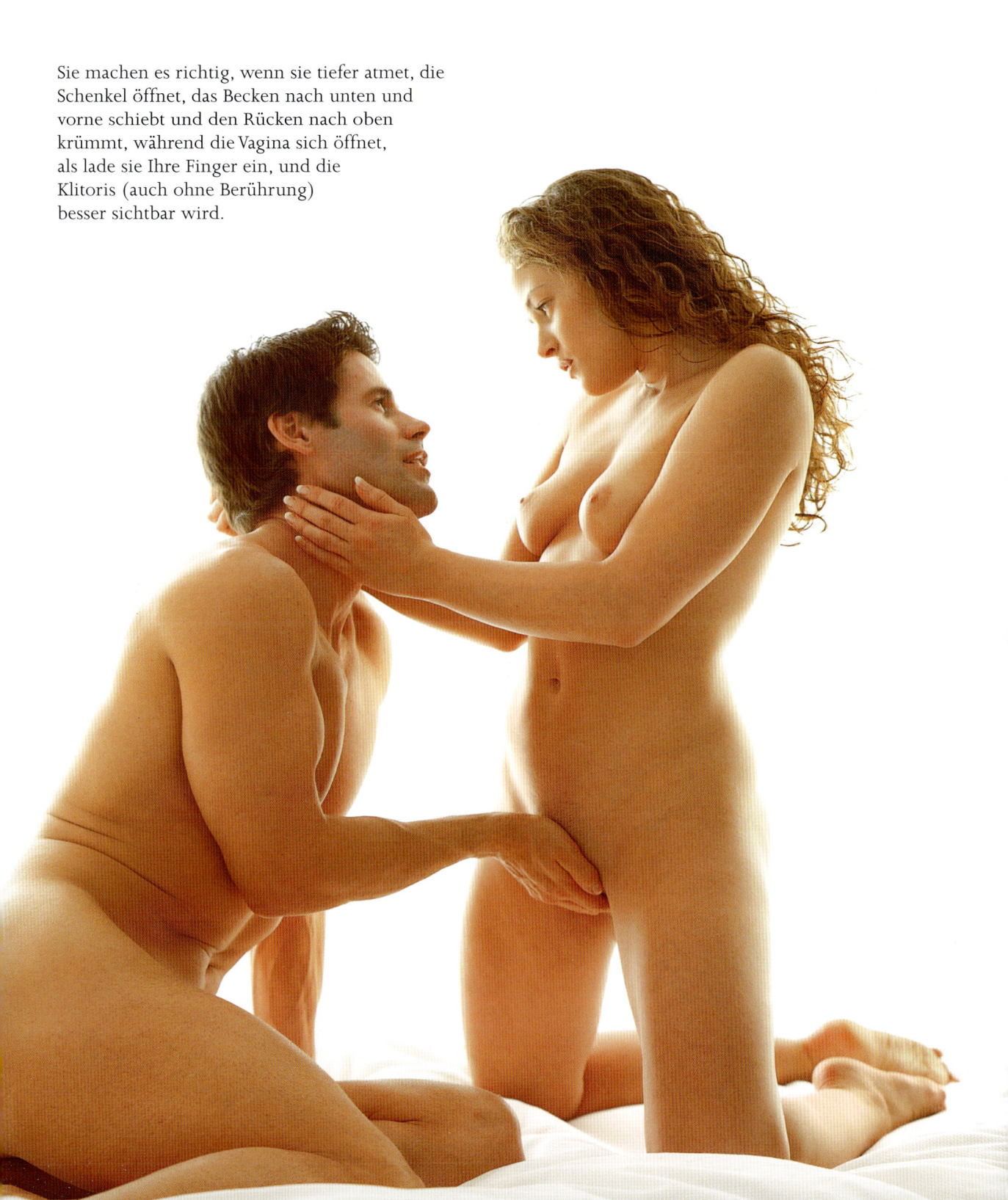

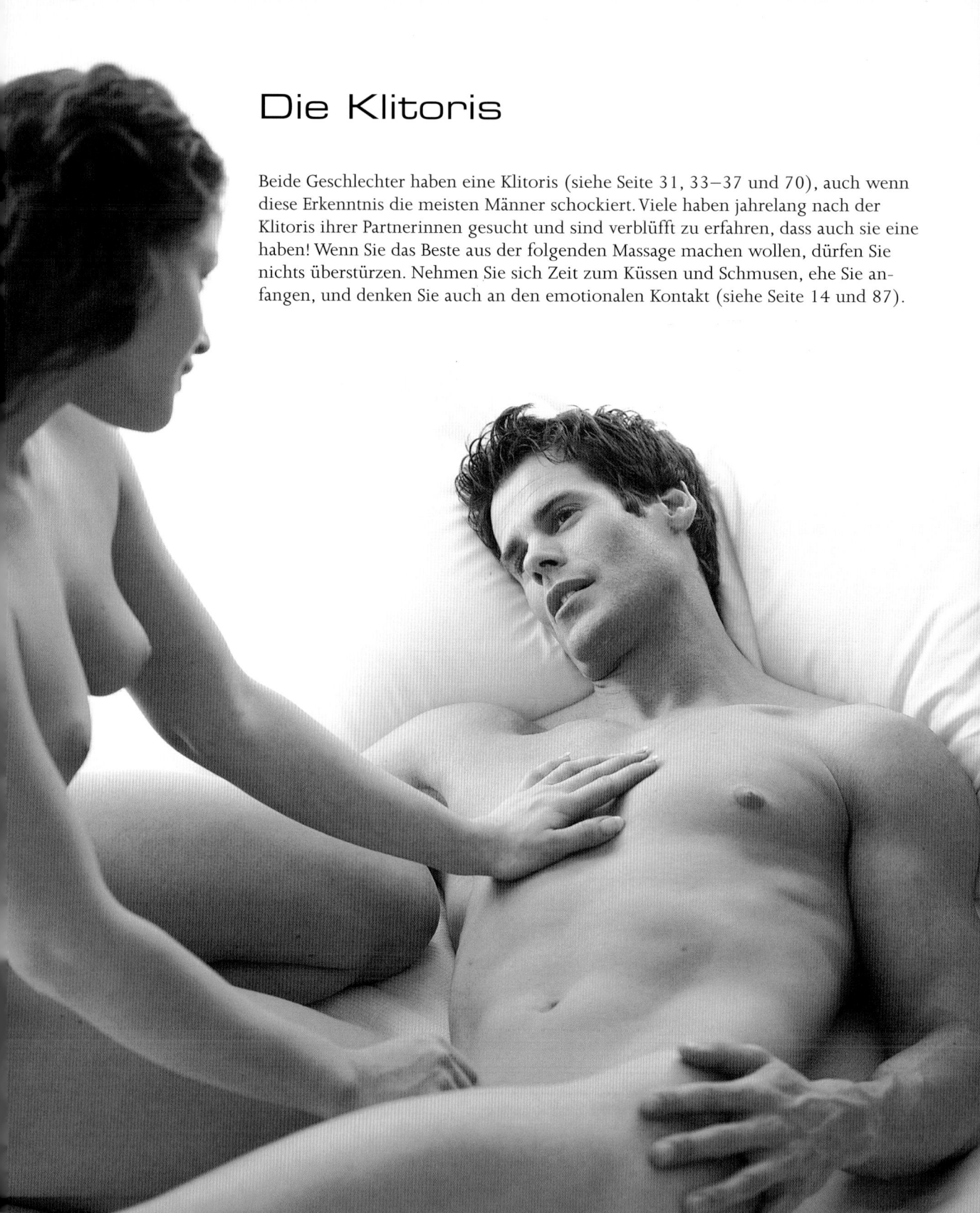

Die Klitoris

Beide Geschlechter haben eine Klitoris (siehe Seite 31, 33–37 und 70), auch wenn diese Erkenntnis die meisten Männer schockiert. Viele haben jahrelang nach der Klitoris ihrer Partnerinnen gesucht und sind verblüfft zu erfahren, dass auch sie eine haben! Wenn Sie das Beste aus der folgenden Massage machen wollen, dürfen Sie nichts überstürzen. Nehmen Sie sich Zeit zum Küssen und Schmusen, ehe Sie anfangen, und denken Sie auch an den emotionalen Kontakt (siehe Seite 14 und 87).

Massage für ihn

Es schadet nicht, wenn Ihr Partner zu Beginn der Massage keine Erektion hat. Diese Stimulation eignet sich sogar gut für ältere Männer, die nicht so schnell eine Erektion bekommen. Wie dem auch sei, der Erfolg hängt hier davon ab, dass der Partner die Führung Ihnen überlässt. Das fällt manchen Männern leicht, anderen nicht.

Er legt sich bequem auf den Rücken und spreizt die Knie, unter denen Kissen liegen. Auch Sie nehmen eine bequeme Stellung ein, damit Sie längere Zeit durchhalten, ohne Krämpfe zu bekommen. Sie können im rechten Winkel zu ihm sitzen und Ihre Beine unter seine schieben, sodass seine Knie auf Ihren Beinen und die Kissen unter Ihren Oberschenkeln liegen. Oder Sie knien an seiner Seite mit einem Kissen unter den Oberschenkeln, wie die Japaner.

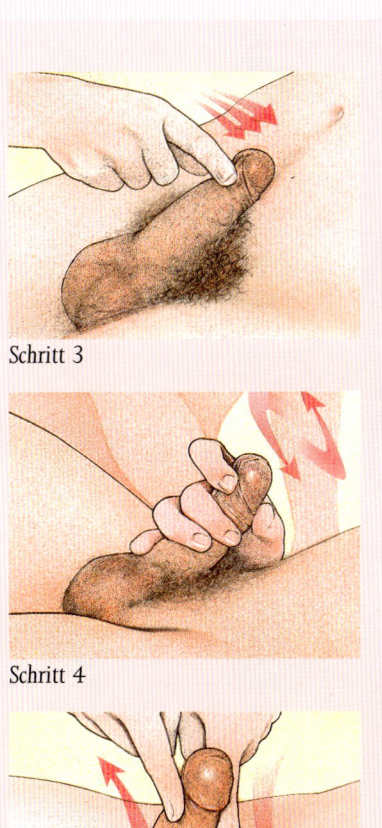

Reiben Sie seinen Penis gut mit Gleitcreme oder gewärmtem Öl (siehe Seite 43) ein und stimulieren Sie ihn eine Weile.

Legen Sie seinen Penis auf den Bauch, und massieren Sie mit einer oder zwei Fingerspitzen das Bändchen an der Unterseite der Eichel, bis Sie den richtigen Punkt finden.

Schritt 3

Klopfen Sie schnell mit einer oder zwei Fingerspitzen darauf oder lassen Sie eine Fingerspitze darauf vibrieren.

Halten Sie die Eichel zwischen Daumen und Zeigefinger und rollen Sie sie kräftig hin und her. Der Zeigefinger liegt an der Unterseite, also über der Klitoris.

Schritt 4

Nehmen Sie den Penis unterhalb der Eichel zwischen die Zeigefinger und reiben Sie ihn (ähnlich wie Pfadfinder Feuer anzünden).

Legen Sie den Penis wieder auf den Bauch und drücken Sie einen Vibrator fest auf die Klitoris des Partners. Es kann sein, dass er ohne Erektion ejakuliert. Sie können sich selbst stimulieren, indem Sie eine Brust oder eine andere erogene Zone an den Vibrator halten.

Schritt 5

Massage für sie

Sie können die Klitoris einer Frau auf zwei Arten stimulieren: erstens, indem Sie mit dem Finger an der Seite des Schafts entlang bis zur Spitze streichen, und zweitens, indem Sie nur die obere Hälfte des Klitorisschafts massieren. Die meisten Frauen bevorzugen die zweite Methode, sobald sie erregt sind. Je mehr Sie sich der Spitze nähern, desto schneller klingt die Erregung Ihrer Partnerin ab. Natürlich können Sie das bewusst nutzen, um ihre Lust zu verlängern; aber es sollte keine ungeschickte Technik sein.

Rechtshänderinnen finden anscheinend die Stimulation der linken Seite des Schaftes am erregendsten; bei Linkshänderinnen ist es umgekehrt. Lassen Sie sich aber von der Partnerin leiten, was Position, Tempo und Druck betrifft.

Vielleicht langweilt es Sie, einige Zeit immer das Gleiche zu tun; aber genau das braucht sie, vor allem wenn sie stark erregt ist. Viele Frauen klagen, dass ihr Partner zwar zunächst das Richtige tut, dann aber herumzufummeln beginnt, sodass ihre Erregung abflaut.

Bringen Sie Ihre Partnerin vor der Massage in Stimmung, so wie sie es mag. Streicheln Sie ihre Schenkel, ihre Kniekehlen, ihren Unterbauch – nur nicht die Klitoris.

Ihre Partnerin hat einen intensiveren Orgasmus, wenn sie Ihnen sagt, wann sie dem Höhepunkt nahe ist. Bei vielen Frauen wird der Orgasmus heftiger, wenn die Stimulation im allerletzten Augenblick nachlässt. Manche wollen, dass die Klitoris in diesem Moment ganz in Ruhe gelassen wird – es wäre einfach zu viel. Nach dem Orgasmus möchte sie vielleicht, dass Sie bis zum nächsten weitermachen, oder sie will sich ohne Stimulation ausruhen.

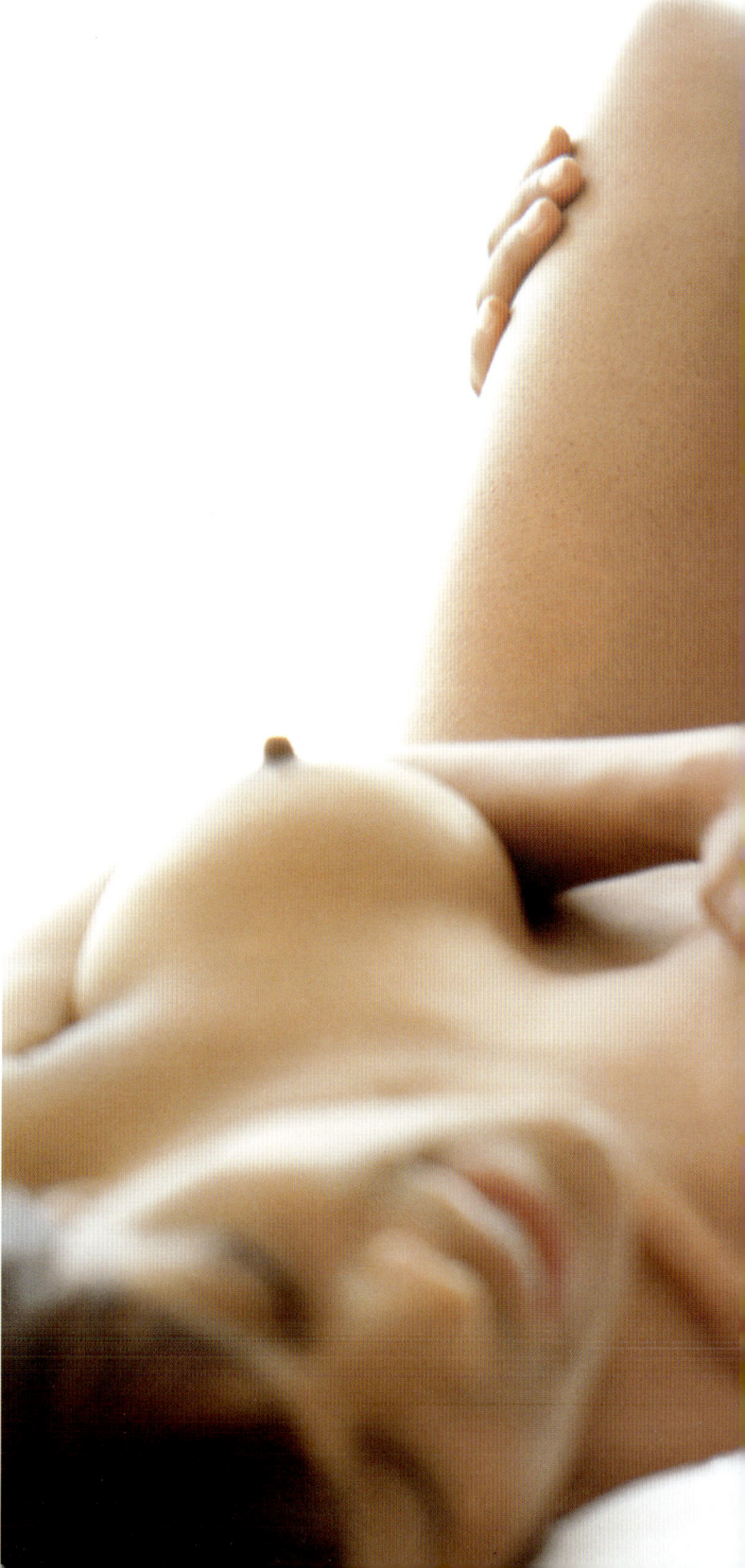

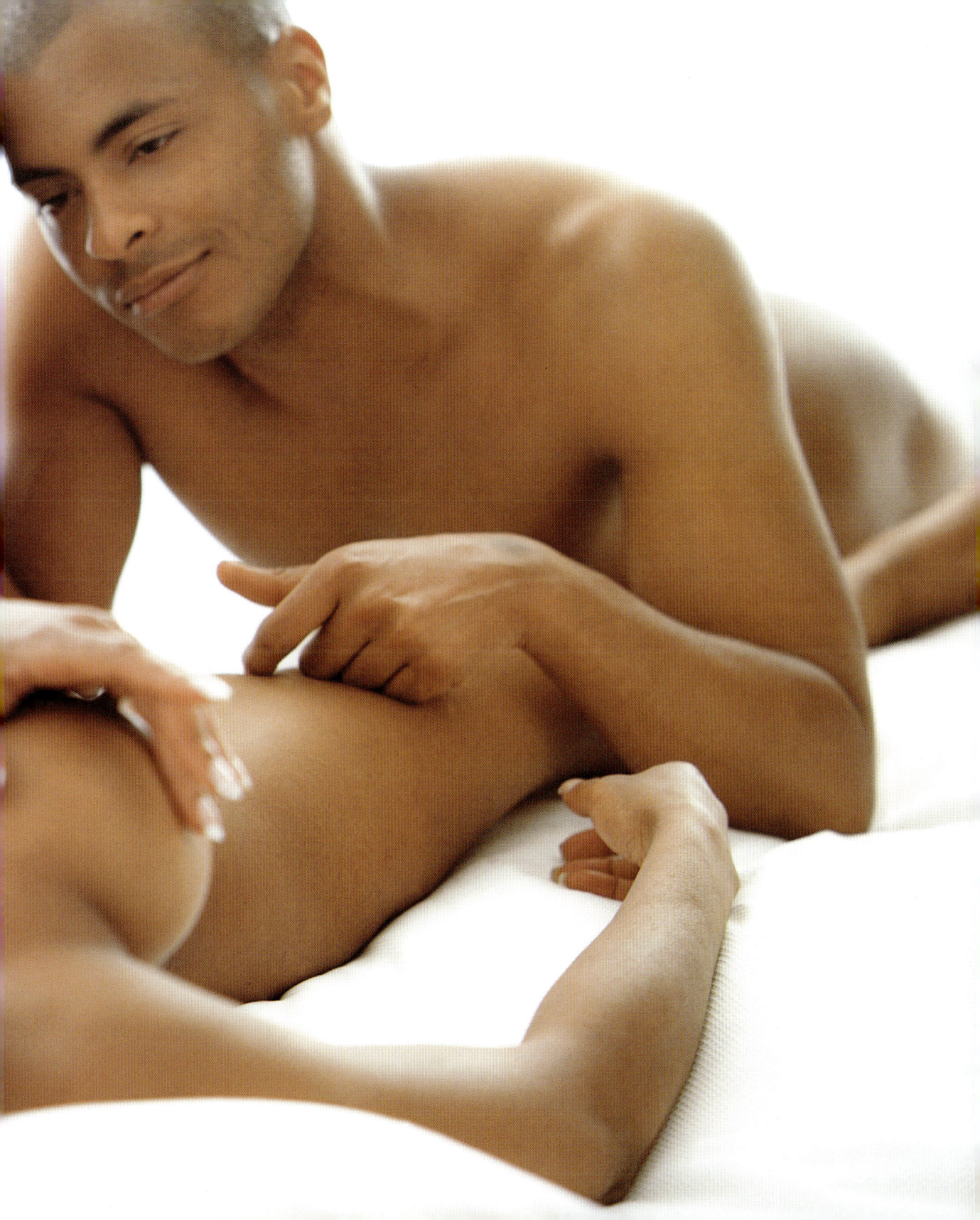

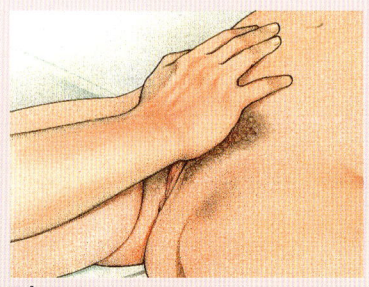

Schritt 2

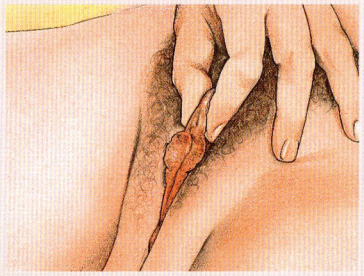

Schritt 5

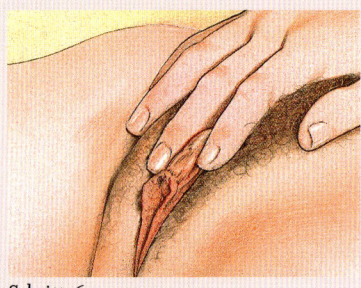

Schritt 6

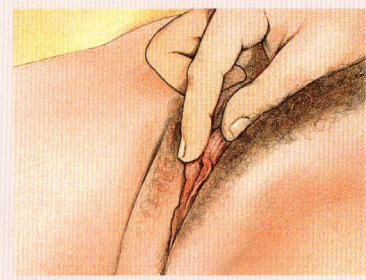

Schritt 7

Reiben Sie die Vulva gut mit Gleitcreme ein. Die Klitoris sollten trocken bleiben, damit Ihre Finger später nicht abrutschen.

Lassen Sie den Handballen auf der Klitorisregion vibrieren.

Machen Sie mit der Hand in der gleichen Position kreisförmige Bewegungen. Dabei sollte sich ihre Haut auf dem Schambein bewegen.

Tätscheln Sie die Vulva (nicht die Klitoris) sanft. Variieren Sie Tempo und Druck, um herauszufinden, was sie mag.

Nehmen Sie die Klitoris dort, wo der Schaft unter der Haut verschwindet, zwischen Daumen und Zeigefinger und rollen Sie sie behutsam wie einen dünnen Bleistift hin und her.

Reiben Sie an beiden Seiten des Schafts langsam und rhythmisch nach oben und unten und fragen Sie die Partnerin, welches Tempo ihr gefällt. Bei vielen Frauen ist es eine Streichelbewegung pro Sekunde.

Reiben Sie mit dem Daumen an einer Seite des Schafts auf und ab, während der Zeigefinger leichte kreisförmige Bewegungen an der anderen Seite macht. Wenn das zu schwierig ist, lassen Sie den Daumen an einer Seite liegen und streicheln die andere Seite mit einem Finger.

Halten Sie den Schaft zwischen Daumen und Mittelfinger und stimulieren Sie mit dem Zeigefinger sanft die Spitze der Klitoris. Versuchen Sie es mit zurückgezogener Vorhaut oder durch die Vorhaut hindurch. Bei vielen Frauen ist die Eichel der Klitoris zu empfindlich.

Nehmen Sie den Schaft der erigierten Klitoris zwischen Finger und Daumen und drücken Sie rhythmisch darauf.

Halten Sie die Vorhaut mit dem Daumen fest und streicheln Sie die Eichel mit dem Zeigefinger, als würden Sie ein kleines Papier behutsam zwischen Finger und Daumen halten.

Umrunden Sie mit winzigen kreisförmigen Bewegungen sehr langsam die imaginäre Uhr. Die Spitze Ihres Zeigefingers deutet zum Kopf der Partnerin. Beginnen Sie bei 9 Uhr (die Klitoris befindet sich bei 12 Uhr). Finden Sie heraus, was ihr gefällt, und bleiben Sie auf einem magischen Punkt.

Während die eine Hand mit all dem beschäftigt ist, bleibt die andere nicht untätig. Mehrere gleichzeitige Stimulationen verstärken die Lust und die Erregung, vorausgesetzt, sie entsprechen den Wünschen der Partnerin.

Schieben Sie die freie Hand im Anfangsstadium der Massage unter ihren Po, zwei Finger unter jede Backe. Der Daumen bleibt frei und zeigt nach oben zu ihrem Kopf. Legen Sie ihn auf den Damm, drücken Sie mit der Spitze fest auf die Scheidenöffnung und machen Sie kräftige kreisförmige Bewegungen. So spüren Sie die Kontraktionen ihrer Beckenmuskeln gut.

Sobald sie erregter ist, scheint die Vagina Ihren Daumen einzusaugen, und Sie können Finger einführen. Versuchen Sie, den G-Punkt zu stimulieren (siehe Seite 36–37 und 126–127), während Sie mit der anderen Hand die Klitoris massieren.

Wenn sie es mag, schieben Sie den kleinen Finger in ihren Anus oder streicheln ihn außen.

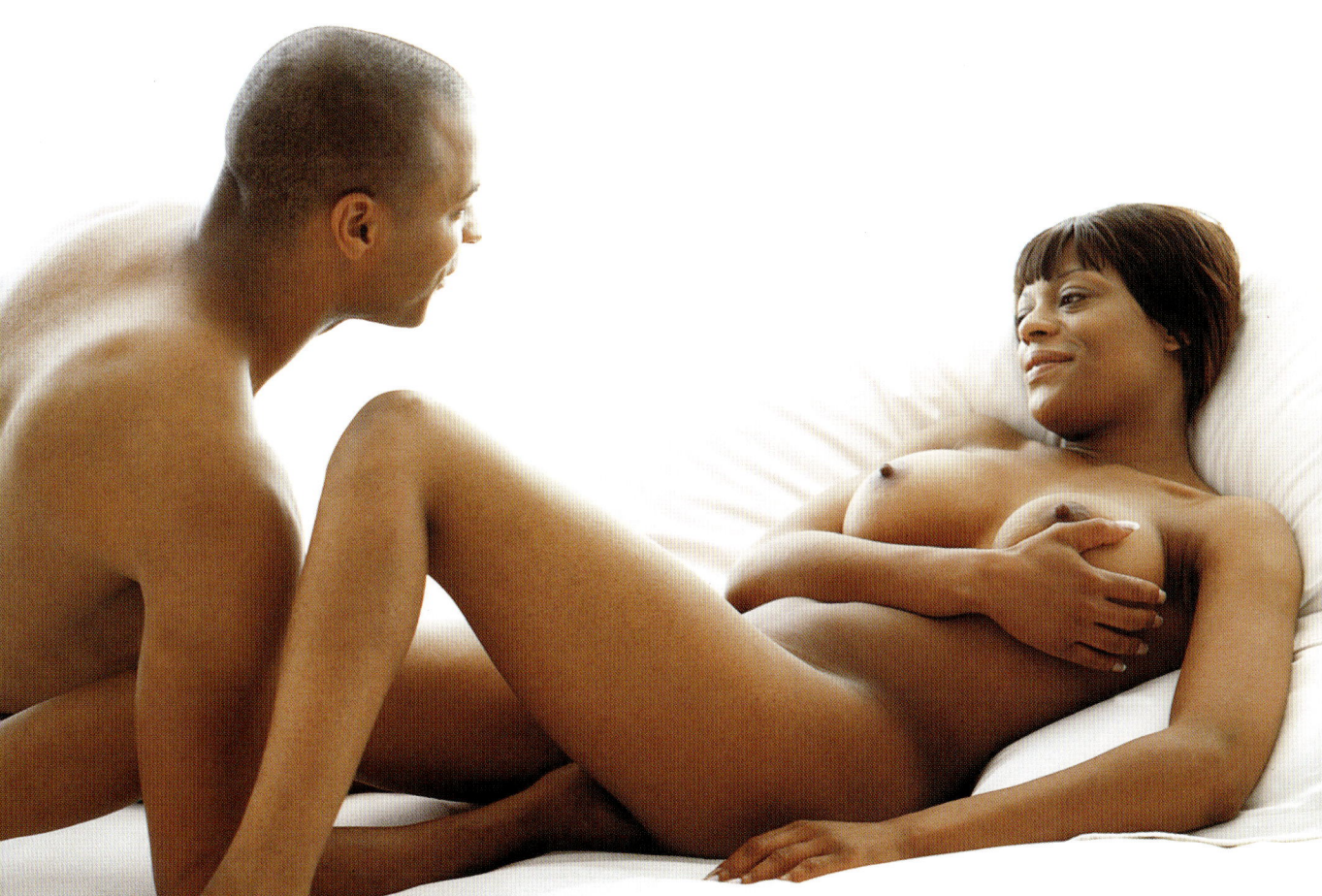

Ihr G-Punkt

Sie wissen nun Bescheid über die weibliche Klitoris (siehe Seite 36–37) und die neuesten Erkenntnisse über die Erregung der Frau (siehe Seite 122–125). Nun wollen wir uns genauer mit dem G-Punkt beschäftigen, einem sehr empfindlichen Teil der Klitoris. Es gibt mehrere solcher Punkte in der Vagina und alle gehören zur inneren Klitoris. Die anderen liegen etwa bei 3 und 9 Uhr, wenn die Eichel sich bei 12 Uhr befindet. Alle können köstliche Empfindungen auslösen, die bis in die Beine ausstrahlen.

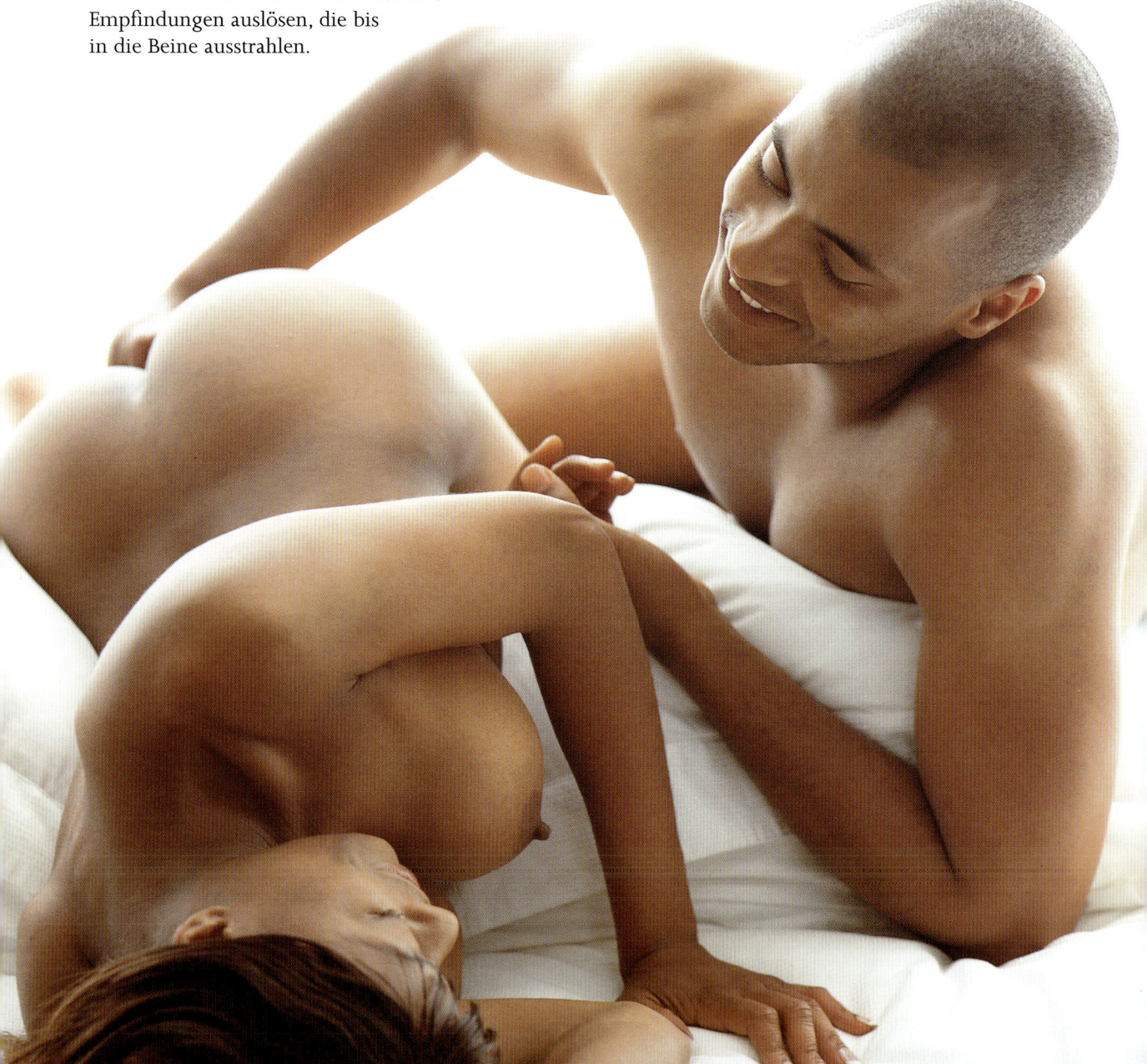

Meist ist mit den Begriff G-Punkt jedoch eine Stelle an der welligen vorderen Wand der Vagina gemeint, die bei der erregten Frau tastbar ist. Dieser Punkt besteht aus Blutgefäßen, die sich bei Erregung füllen, und vielen kleinen Drüsengruppen, welche die Harnröhre dort umgeben, wo sie ins Dach der Vagina mündet. Bei einer erregten Frau bilden diese Drüsen ein Sekret, das manche Frauen sogar ejakulieren (siehe Seite 128–129).

Viele Frauen wollen den G-Punkt erst selbst finden. Leeren Sie dazu die Blase und reiben Sie die Finger gut mit Gleitcreme ein. Hocken Sie sich auf die Fersen und führen Sie einige Finger ein (die Handfläche zeigt nach oben). Schieben Sie die Fingerspitzen Richtung Nabel und krümmen Sie sie. Das löst bei den meisten Frauen Harndrang aus. Wenn Ihre Finger zu kurz sind, probieren Sie es mit einem G-Punkt-Vibrator (siehe Seite 68–69). Da die Blase leer ist, werden Sie nicht urinieren. Die Erregung setzt bald ein. Wiederholen Sie alle Schritte auf dem Rücken liegend, nachdem Sie sich eine Zeit lang auf die gewohnte Weise stimuliert haben.

Suchen Sie den G-Punkt der Partnerin

Küssen und schmusen Sie eine Weile und stimulieren Sie einander dann so, wie Sie es beide mögen.

Die Partnerin liegt mit einem Kissen unter den Hüften auf dem Rücken. Führen Sie zwei Finger ein (siehe Seite 110, Schritt 1). Die Handfläche zeigt nach oben. Sie kann sich auch mit einem oder zwei Kissen unter den Hüften auf den Bauch legen. Führen Sie die Finger nun mit der Handfläche nach unten ein. Anfangs ist es schwierig, die richtige Tiefe zu finden – etwa 5 cm sind jedoch meist genug.

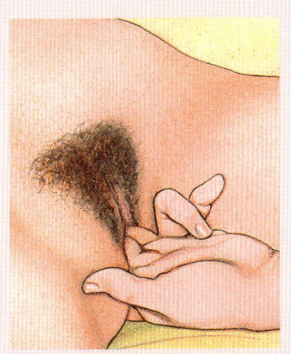

Schritt 1:Verschiedene Positionen

Jetzt können Sie nach dem Gebärmutterhals suchen (siehe Seite 130–131) und dann mit gekrümmten Fingern erst am Zervix entlang nach oben, dann am Dach der Vagina entlang zum Schambein hin streichen, bis Sie den G-Punkt finden. Oder streichen Sie von 10 bis 2 Uhr, bis Sie den Punkt ertasten (meiden Sie 12 Uhr, um nicht auf die Harnröhre zu drücken). Lassen Sie bei all diesem Streichen die Finger gekrümmt.

Die Partnerin entspannt sich und überlässt den Rest Ihnen. Stimmen Sie Druck, Tempo und Umfang Ihrer Bewegungen so aufeinander ab, wie sie es haben will. Die Empfindungen werden intensiver, wenn Sie auf ihren Unterbauch drücken, knapp über der Haarlinie.

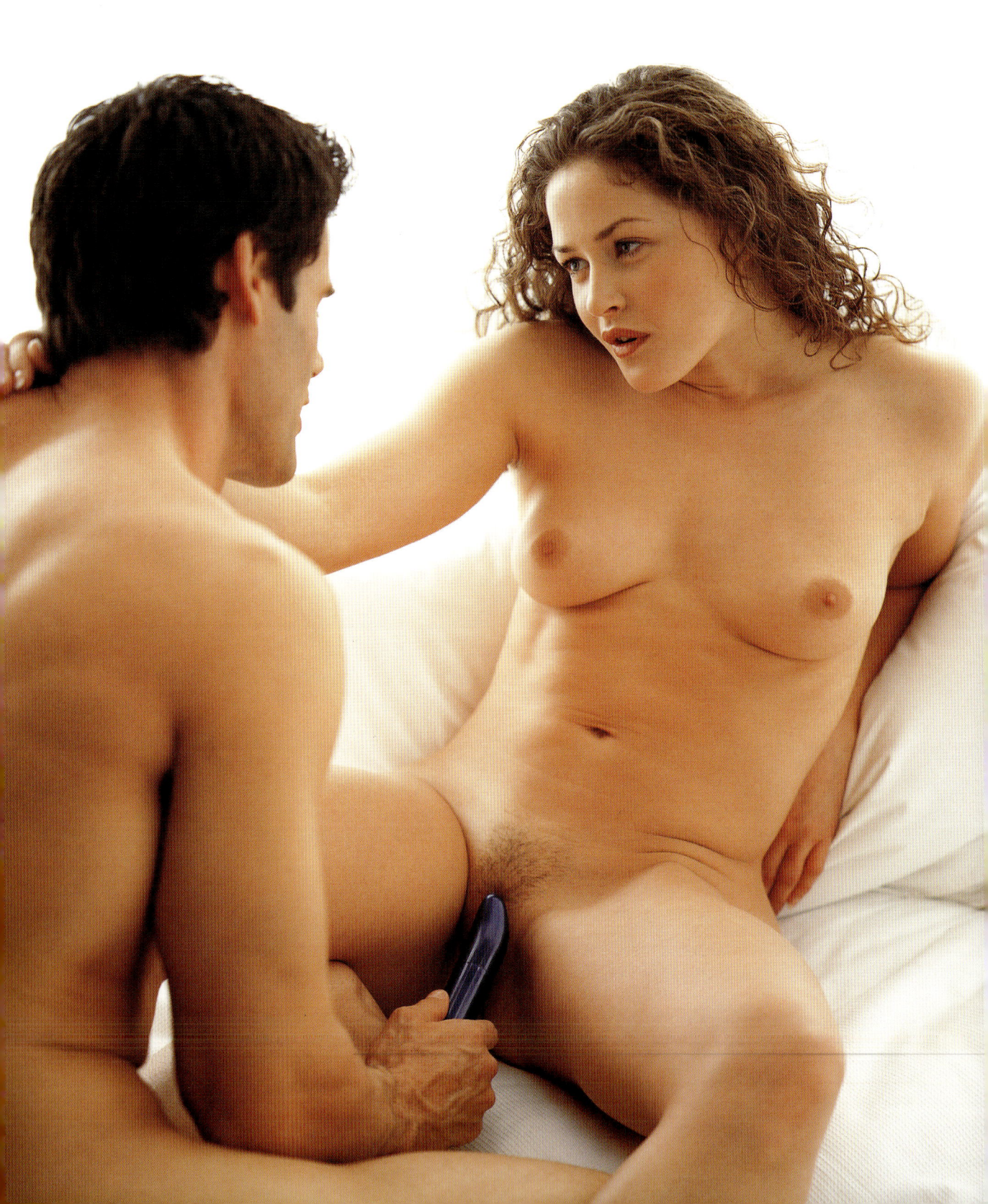

Die weibliche Ejakulation

Wenn es um Sex geht, sind nur wenige Themen so umstritten wie die Ejakulation der Frau. Die meisten Leute – auch Ärzte – glauben nicht, dass es sie gibt. Viele ejakulierende Frauen fürchten, dass sie urinieren, und reden entweder nicht darüber oder konsultieren einen Arzt. Und die Gynäkologen und Urologen diagnostizieren dann »Inkontinenz«. Frauen sollten also wissen, warum sie sich beim Sex »nass machen«, und bei Problemen fachkundige Hilfe suchen. Im Wesentlichen gibt es vier mögliche Gründe:

Sie ist sehr erregt. Manche Frauen sondern vor allem in der ersten Hälfte ihres Zyklus Sekrete in großen Mengen ab. Das ist ganz normal und meist willkommen, weil die Vagina dadurch für die Frau und ihren Partner aufregender wird. Viele Frauen klagen nach der Menopause über eine trockene Scheide. Die Feuchtigkeit der Frau entspricht physiologisch der Erektion des Mannes. Und wir wissen ja, wie stolz Männer auf ihre Erektion sind!

Sie ejakuliert. Die Flüssigkeit ist dem Prostatasekret sehr ähnlich. Das Sexleben vieler Frauen wird von der Ejakulation beeinträchtigt, denn sie fürchten, sich lächerlich zu machen. In Wahrheit sind diese Frauen sexuelle Athleten. Die Zeit, in der Männer allein für feuchte Flecken verantwortlich waren, sollte längst vorbei sein!

Sie leidet an Blasenschwäche. Manche Frauen verlieren beim Orgasmus ein wenig Urin, weil die Blasenmuskeln erschlafft sind. Das lässt sich verhindern, wenn sie vor dem Sex die Blase entleeren.

Sie ist inkontinent. Manche Frauen werden nass, wenn sie lachen, husten oder erschrecken. Bei anderen kann die Blase den Urin nicht lange halten. Inkontinenz erfordert medizinische Behandlung.

Helfen Sie ihr zu ejakulieren

Die Partnerin hat ihre Blase entleert, damit Sie beide wissen, dass ejakulierte Sekrete kein Urin sind. Sie legt ein kleines Handtuch unter die Hüften, damit sie sich vertrauensvoll entspannen kann.

Nehmen Sie sich viel Zeit, um die Partnerin in Stimmung zu bringen. Stimulieren Sie vor allem die vordere Scheidenwand und den G-Punkt (siehe Seite 126–127). Sie können auch einen G-Punkt-Vibrator probieren, aber es gibt Stimulatoren zu kaufen, die keine Vibratoren sind, meist in S-Form und mit oder ohne Griff am Ende. Manche Frauen mögen starken Druck, besonders wenn sie sich selbst bis zur Ejakulation stimulieren. Seien Sie dennoch vorsichtig mit Instrumenten aller Art.

Vielleicht möchte sie, dass Sie gleichzeitig die Klitoris stimulieren; aber vermeiden Sie eine orale Stimulation, wenn sie dem Orgasmus nahe ist, sonst droht Ihnen eine Dusche. Manche Frauen ejakulieren fast einen Meter weit! Wenn sie ejakuliert, versichern Sie ihr, dass Sie davon erregt werden.

Das Becken

Den meisten Männern macht eine tiefe Beckenmassage wenig Spaß. Die einzige
Stelle, die sie erregt, ist die Prostata (siehe Seite 32–33). Manche genießen allerdings
eine anale oder rektale Stimulation und Dehnung. Bei Frauen ist das ganz anders.
Manche haben Lustgefühle an vielen Stellen im Becken, zum Teil deshalb, weil sich
dort zahlreiche gut erreichbare Geschlechtsorgane befinden, aber auch, weil fast jedes
Beckenorgan an der Erregung und am Orgasmus der Frau beteiligt ist. Die Zeichnung
auf Seite 37 zeigt die wichtigsten Organe im weiblichen Becken. Mehr über den
G-Punkt beider Geschlechter lesen Sie auf Seite 114–116 und 126–127. Es gibt aber
noch zwei erogene Zonen im Becken der Frau:

● **Zervix** Der Hals der Gebärmutter
(Uterus) ist ein hartes, kurzes, röhren-
förmiges Gebilde, das sich ein wenig wie
eine Nasenspitze mit Delle am Ende anfühlt. Das Volumen variiert stark, je nachdem, wie erregt die Frau ist. Der Partner
kann den Zervix mit einem oder zwei Fingern kräftig streicheln, mit zwei Fingerspitzen drücken, auf das Ende klopfen, den
Finger darauf vibrieren lassen, mit einem
Finger fest in die Mulde drücken und eine
Fingerspitze in die Mulde einführen (vor
allem beim Orgasmus der Partnerin).

● **Uterus** Er ist schwerer zu finden,
aber er bewegt sich mit, wenn der Zervix
stimuliert wird. Wenn Sie dann mit der
freien Hand fest auf den Unterbauch der
Partnerin drücken, knapp über der Haarlinie, und die innere Hand unter die äußere
schieben, können Sie den Uterus hin und
her bewegen und sogar »Pingpong« mit
ihm spielen, indem Sie ihn behutsam mit
den Fingerspitzen stoßen.

Die tiefsten Teile des weiblichen Beckens sind nicht leicht zu erreichen. Der Partner braucht lange Finger und die Frau muss die Vagina möglicherweise kürzen, indem sie in die Hocke geht oder sich hinlegt (mit einem oder zwei Kissen unter den
Hüften) und die Beine an die Brust zieht, vielleicht mit Hilfe der Hände. Eine ge-
schmeidige Frau kann sich auf den Rücken legen und den Kopf zwischen die Knie
nehmen, sodass die Zehen das Bett hinter dem Kopf berühren und der Rücken gebogen ist. In dieser Stellung ist die Vagina ganz offen und der Decke zugewandt, die
Bauchorgane sind zur Brust hin verschoben. Natürlich muss der Partner dann besonders vorsichtig sein.

Experimentieren Sie mit verschiedenen Stellungen. Vielleicht finden Sie eine,
in der die Partnerin bei der richtigen Stimulation intensive Lustgefühle empfindet.
Alle haben vom G-Punkt gehört, aber es gibt noch viele andere »Punkte«, deren
Entdeckung sich lohnt. Wenn Sie Schmerzen spüren (nicht nur neue Empfindungen),
sollte der Partner aufhören. Er muss behutsam vorgehen und sich vor allem am
Anfang von Ihnen leiten lassen.

Vor dieser Massage sollten Blase und Darm leer sein. Manche Frauen machen vorher einen kleinen Einlauf, da weder sie noch der Partner Stuhl im Darm ertasten möchte. Bei einigen Paaren ist der Einlauf ein Teil des Vorspiels.

Wie immer ist es wichtig, dass Sie sehr erregt sind, ehe der Partner auf Entdeckungsreise geht, und dass er reichlich Gleitcreme benutzt (siehe Seite 43), auch wenn Sie erregt sind. Mit seiner freien Hand sollte er Sie stimulieren und Sie können die Klitoris streicheln oder tun, was immer Ihnen gefällt.

Sie liegen mit einem Kissen unter den Hüften auf dem Rücken. Ziehen Sie die Knie an die Brust und öffnen Sie sie möglichst weit. Nun führt der Partner einen Finger in Ihre Vagina ein (die Handfläche zeigt nach oben) wie auf Seite 110, Schritt 1, beschrieben.

Wenn Sie sich wohlfühlen, kann er einen oder sogar zwei Finger zusätzlich einführen, damit Sie sich aufregend gedehnt fühlen. Nur bei wenigen Frauen lassen sich vier Finger einführen.

Verändern Sie Ihre Stellung. Sie können zum Beispiel ein Bein und später das andere heben, damit seine Finger andere Teile Ihres Beckens erreichen. Er kann mit den Fingerspitzen wackeln und klopfen oder sie vibrieren lassen, um herauszufinden, was Ihnen am besten gefällt. Dabei sollte er immer auf Ihre Reaktionen achten. Zeigen Sie ihm also deutlich, was Sie wollen. (Weitere Tipps siehe Seite 130).

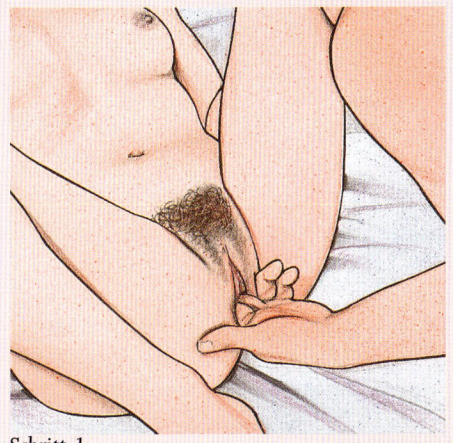

Schritt 1

Drehen Sie sich langsam auf den Bauch, während seine Finger in Ihnen bleiben. Der Partner sollte die Hand stillhalten, damit Sie sich drehen und winden können, um neue »Lustpunkte« zu entdecken. Natürlich kann er auch einen Vibrator oder Dildo benutzen, um tief einzudringen.

Der Penis

Wenn es um die Stimulation des Penis geht, klagen die meisten Männer über die Fantasielosigkeit ihrer Partnerinnen – was Frauen über den Penis wissen und mit ihm zu tun bereit sind, ist den Männern viel zu wenig. Oft haben sie damit Recht. Aber in einer liebevollen, offenen Beziehung sollte der Mann der Partnerin sagen, was er will. Wenn eine Frau lernen möchte, wie sie ihren Partner am besten stimuliert, sollte sie ihm beim Masturbieren zusehen. Dazu gebe ich auf Seite 52–55 viele gute Tipps. Detailkenntnis ist eines der Geheimnisse des Erfolges! Das weiß jede Frau dank ihrer eigenen Masturbationserfahrungen.

Die Kunst der Penisstimulation zu erlernen ist vor allem für langfristige Beziehungen wichtig. Zwar bekommt ein junger Mann schon bei der leichtesten Stimulation eine Erektion, aber die meisten Männer über 40 haben es schwerer. Eine Frau, die seit Jahren mit ihrem Partner zusammen ist, muss sich also etwas einfallen lassen, um ihn zu erregen. Dafür wird sie belohnt, denn wenn er eine Erektion hat, bleibt sie länger erhalten als bei einem jungen Mann. Und wenn nicht, hat sie dennoch ihren Spaß an dem leicht reagierenden Organ, das nach Jahren immer noch hart wird.

Auch die Einstellung ist bei der Penismassage wichtig. Der Mann sollte entspannt sein und die traditionelle männliche Rolle als Initiator des Liebesspiels aufgeben. Er muss empfangen und vertrauen können. Die Partnerin sollte ihrerseits ihre dominierende Rolle genießen und sich eingestehen, dass sie neugierig und erregt ist und für ihren Partner das Beste tun will.

Es ist ein überraschendes Paradox, dass Frauen in jedem Alter damit Probleme haben. Einerseits sind sie »auf Touren« und sexuell potent, andererseits zögern sie, das Kommando zu übernehmen. Die meisten heterosexuellen Frauen sind zwar fasziniert davon, wie der Penis seinen eigenen »Charakter« annimmt, wenn er erigiert ist; aber manche wollen nicht die Verantwortung dafür übernehmen, dass ihr Partner ein großartiges Erlebnis hat. Die Ursache ist wohl der tief verwurzelte Glaube, dass der erigierte Penis ihrer Lust dient und nicht seiner.

Wie bei allen in Teil 3 beschriebenen Methoden ist es sehr wichtig, zuerst ausgiebig zu küssen und zu schmusen, sich zu entspannen und in Stimmung zu kommen. Nehmen Sie sich Zeit für den Partner und verhindern Sie, dass er etwas überstürzt. Sie sollten mindestens eine Stunde für diese Massage reservieren. Viele Männer, vor allem die jungen, geraten so schnell in Erregung, wenn die Partnerin Interesse an ihrem Penis zeigt, dass sie sofort eindringen oder einen Orgasmus haben wollen – oder beides. Bringen Sie ihm Geduld bei … aber so, dass das Warten sich lohnt.

Sagen Sie Ihrem Partner offen, worauf Sie sich freuen. Vereinbaren Sie ein Wort oder ein Signal, das er verwenden kann, wenn er der Ejakulation zu nahe kommt. Dann müssen Sie sofort aufhören und vielleicht die Druckmethode anwenden (siehe Seite 62–63), um seine Erregung zu dämpfen, damit er sich beruhigt und Sie weitermachen können.

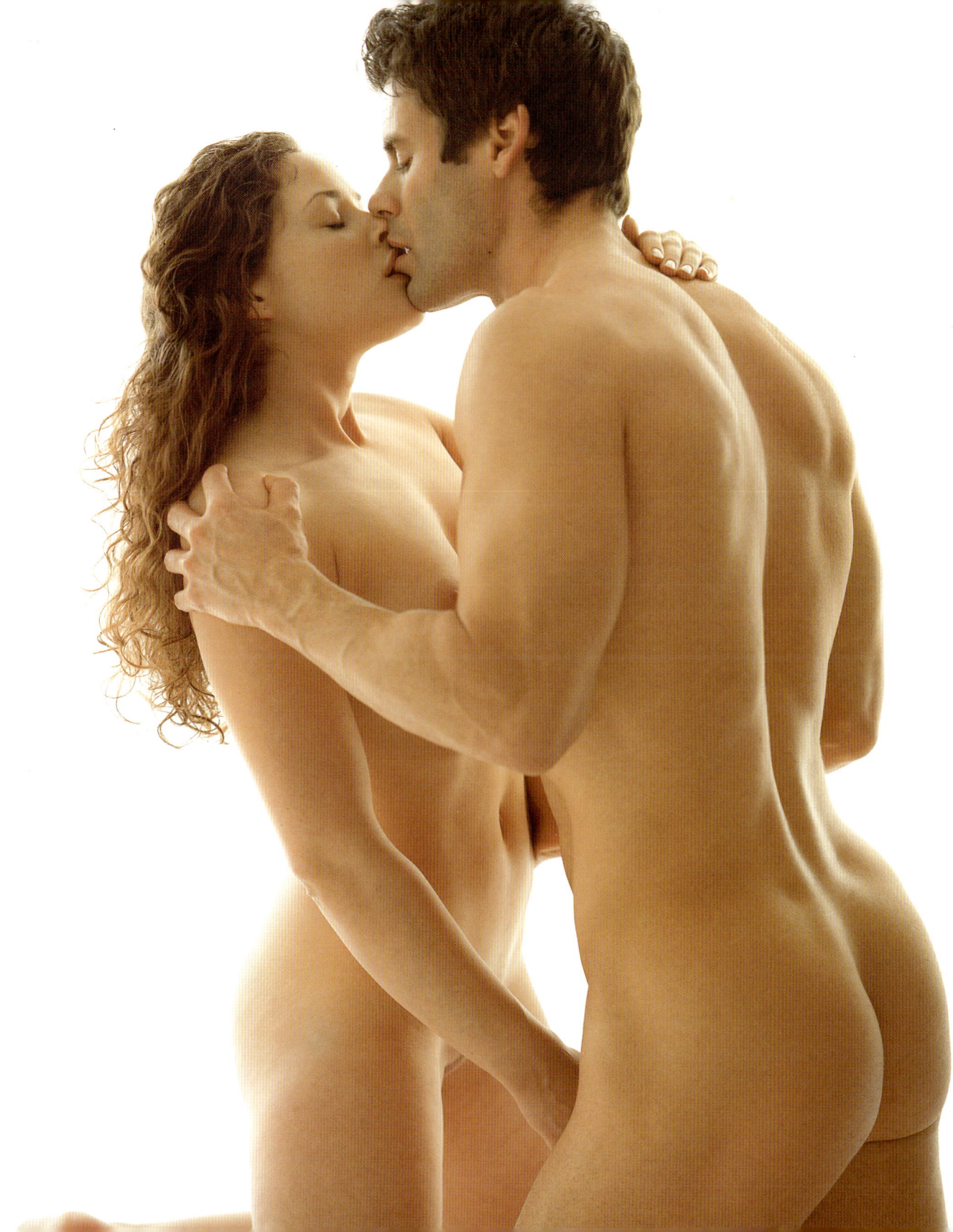

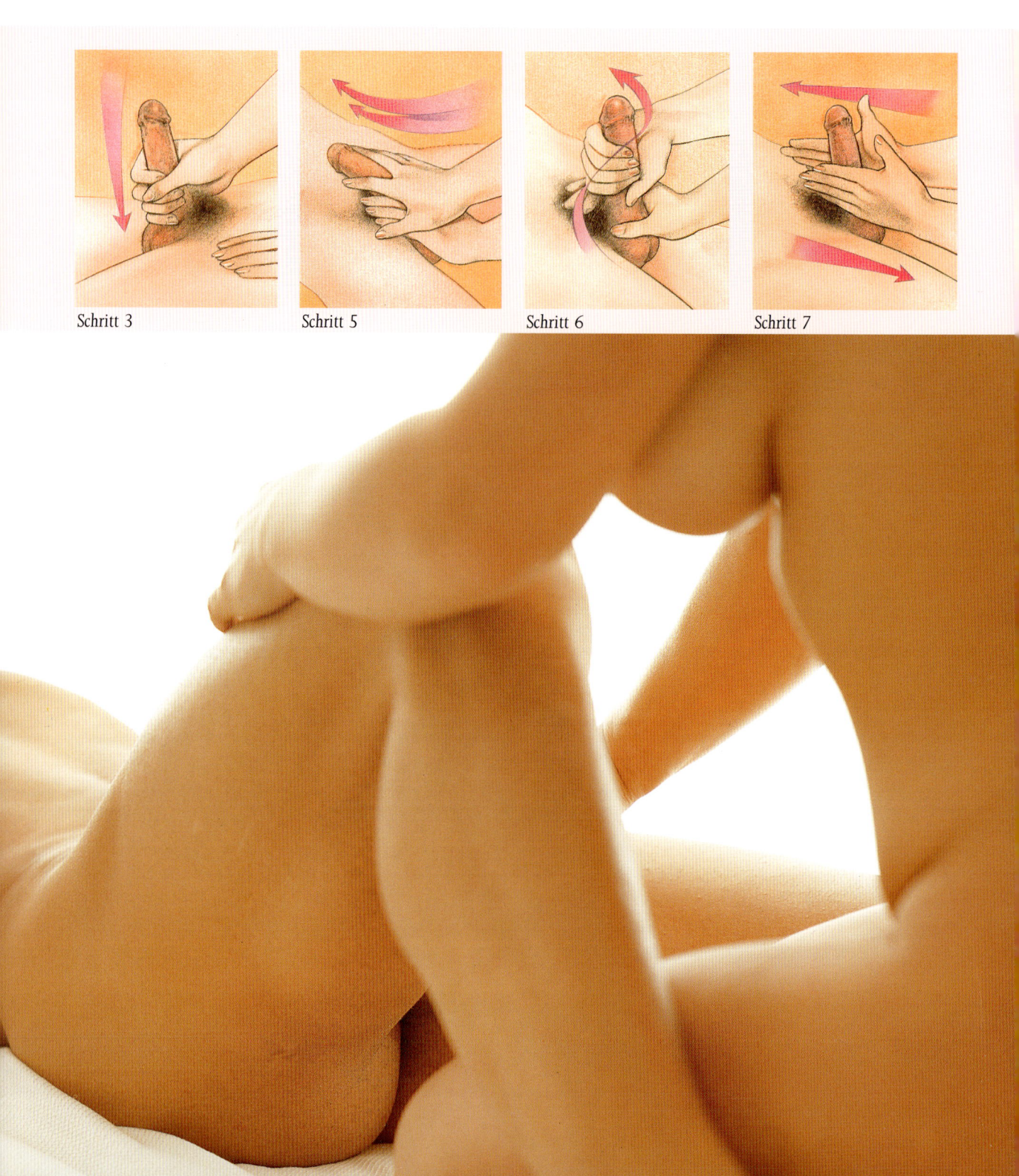

Schritt 3

Schritt 5

Schritt 6

Schritt 7

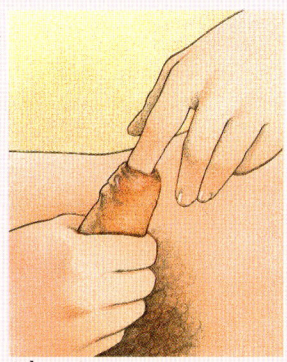
Schritt 8

Benutzen Sie die Hände

Von Schritt 3 an brauchen Sie reichlich Gleitmittel. Wasserhaltige Cremes trocknen zu schnell, verwenden Sie also gewärmtes Olivenöl (siehe Seite 43). Helfen Sie Ihrem Partner, wenn möglich, beim Duschen und reinigen Sie den Genital- und Analbereich besonders gründlich. Ziehen Sie sich dann verführerisch an, denn das Auge des Mannes trägt eine Menge zur Erregung bei.

Ehe Sie mit der Massage beginnen, sollten Sie einander lange und sinnlich umarmen oder tief und im gleichen Rhythmus atmen (siehe Seite 87). Sie können auch eine der harmonisierenden Techniken (siehe Seite 14–15) anwenden. Dann legt er sich hin oder setzt sich (der Rücken sollte gut gestützt sein) und Sie nehmen eine Stellung ein, die Sie einige Zeit durchhalten. Sie können im rechten Winkel zu ihm sitzen, sodass er seine Beine auf Ihre legen kann. Legen Sie Kissen auf Ihre Oberschenkel, damit seine Knie bequem liegen. Wenn Sie wollen, können Sie auch an seiner Seite knien oder sitzen oder zwischen seinen Oberschenkeln knien.

Streicheln Sie seinen ganzen Körper, während er mit offenem Mund tief atmet. Atmen Sie im gleichen Rhythmus. Wenn er sich nicht entspannen kann, knabbern Sie an seinem Ohr oder denken sich etwas Lustiges aus.

Nun nehmen Sie seine Hoden in eine Hand und berühren seinen Damm mit der Spitze des Mittelfingers, während der Handballen auf die Peniswurzel drückt. Die andere Hand legen Sie auf sein Herz, schauen ihm in die Augen, lassen Ihre Liebe in ihn hineinströmen und nehmen seine Liebe auf. Er stimmt sich auf das, was kommen soll, ein. Jetzt bilden Sie beide einen Kreislauf der Liebe.

Ziehen Sie seine Vorhaut langsam, aber fest nach unten, bis sie vollständig gedehnt ist. Halten Sie sie ein paar Sekunden fest und schieben Sie die Hand dann wieder nach oben, sodass die Eichel wieder mit der Vorhaut bedeckt ist.

Wiederholen Sie Schritt 3 mehrere Male langsam und liebevoll. Richten Sie sich nach seinen Wünschen, was Druck und Tempo anbelangt.

Legen Sie den Penis auf den Bauch und streichen Sie mit den Finger- und Handflächen von den Hoden bis zur Eichel. Beide Hände wechseln einander ab und eine hat immer Kontakt mit dem Penis, sodass eine kontinuierliche Bewegung entsteht. Verwenden Sie viel Öl und stimulieren Sie auch die Unterseite der Eichel (siehe Seite 120–121).

Halten Sie den Penis unten mit einer Hand fest und bewegen Sie den Daumen und Zeigefinger der anderen Hand am Schaft nach oben, als wollten Sie ihn »aufschrauben«. Dafür brauchen Sie reichlich Öl. Wiederholen Sie diese Massage; diesmal zeigt der Daumen nach oben.

Reiben Sie den Penis viele Male zwischen den Handflächen und lassen Sie die Hände dabei von unten nach oben und zurückwandern.

Ziehen Sie die Vorhaut behutsam nach oben und massieren Sie die Eichel durch die Vorhaut. Schieben Sie dann einen Finger unter die Vorhaut und lassen Sie ihn auf der Eichel kreisen.

Benutzen Sie die Vagina

Gewiss, es ist aufregend, einen Penis mit den Händen zu massieren; aber Ihr Partner wird noch entzückter sein, wenn Sie Ihre Vagina benutzen. Auch Ihnen wird es wahrscheinlich großen Spaß machen.

Wenn Sie kräftige Muskeln haben, können Sie Ihrem Partner eine Menge Lust bereiten, vor allem wenn Sie einen Bleistift mit der Vagina festhalten können. Sie müssen also zuerst diese Muskeln stärken (siehe Seite 72–75).

Prüfen Sie mit einem Finger, wie fit Ihre Scheidenmuskeln sind. Frauen, die ihre Muskeln trainieren, staunen darüber, wie viel Druck sie ausüben können. Seien Sie also vorsichtig, wenn Ihr Partner stark erregt ist – Sie werden zwar seinen Penis nicht verletzen, aber zu starker Druck ist schmerzhaft.

Bevor Sie mit dieser Massage beginnen, sollten Sie erregt und sehr feucht sein. Dafür können Sie oder Ihr Partner sorgen. Wenn er einen oder zwei Finger in Ihre Vagina einführt, können Sie ihm zeigen, was auf ihn zukommt. Viele Männer sind verblüfft oder gar erschrocken von der Kraft der weiblichen Beckenmuskeln. Selbst heute noch glauben viele Männer unbewusst, die Vagina sei ein zähnefletschendes Ungeheuer, das sie verschlingen will. Solche Männer müssen Sie erst beruhigen, ehe sie Ihnen ihren Penis anvertrauen.

Sobald er eine starke Erektion hat, wählen Sie Ihre Stellung – es gibt mehrere, die sich gut für diese Massage eignen. Ihr Partner kann dabei stillhalten oder sich ebenfalls bewegen. Wie groß die Lust ist, hängt auch von der richtigen Kombination ab: Wer bewegt sich wie stark?

● **Sie oben, ihm zu- oder abgewandt.** Sorgen Sie dafür, dass Sie bequem sitzen. Benutzen Sie Ihre Muskeln, aber bewegen Sie sich auch auf und ab. Kontrahieren Sie die Vagina, wenn Sie das Becken heben, und lockern Sie sie, wenn Sie es senken. Anschließend machen Sie es umgekehrt. Versuchen Sie auch, auf seinem Penis in die Hocke zu gehen; dann können Sie allein entscheiden, wie und wo Sie pressen, während er stillliegt.

● **Sie vor ihm auf der Seite mit angezogenen Beinen.** Nett und entspannend. Er liegt still, während Sie die Muskeln kontrahieren, solange es geht. Oder kontrahieren und lockern Sie die Vagina rhythmisch. Versuchen Sie, dabei auf

dem Penis auf und ab zu wandern – Ihr Partner wird begeistert sein.

● **Auf allen Vieren vor ihm.** Nur für echte Fans, denn hier ist es viel schwieriger, den Penis kräftig zu drücken.

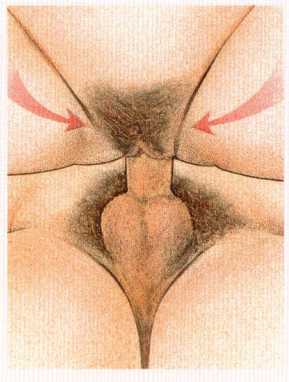

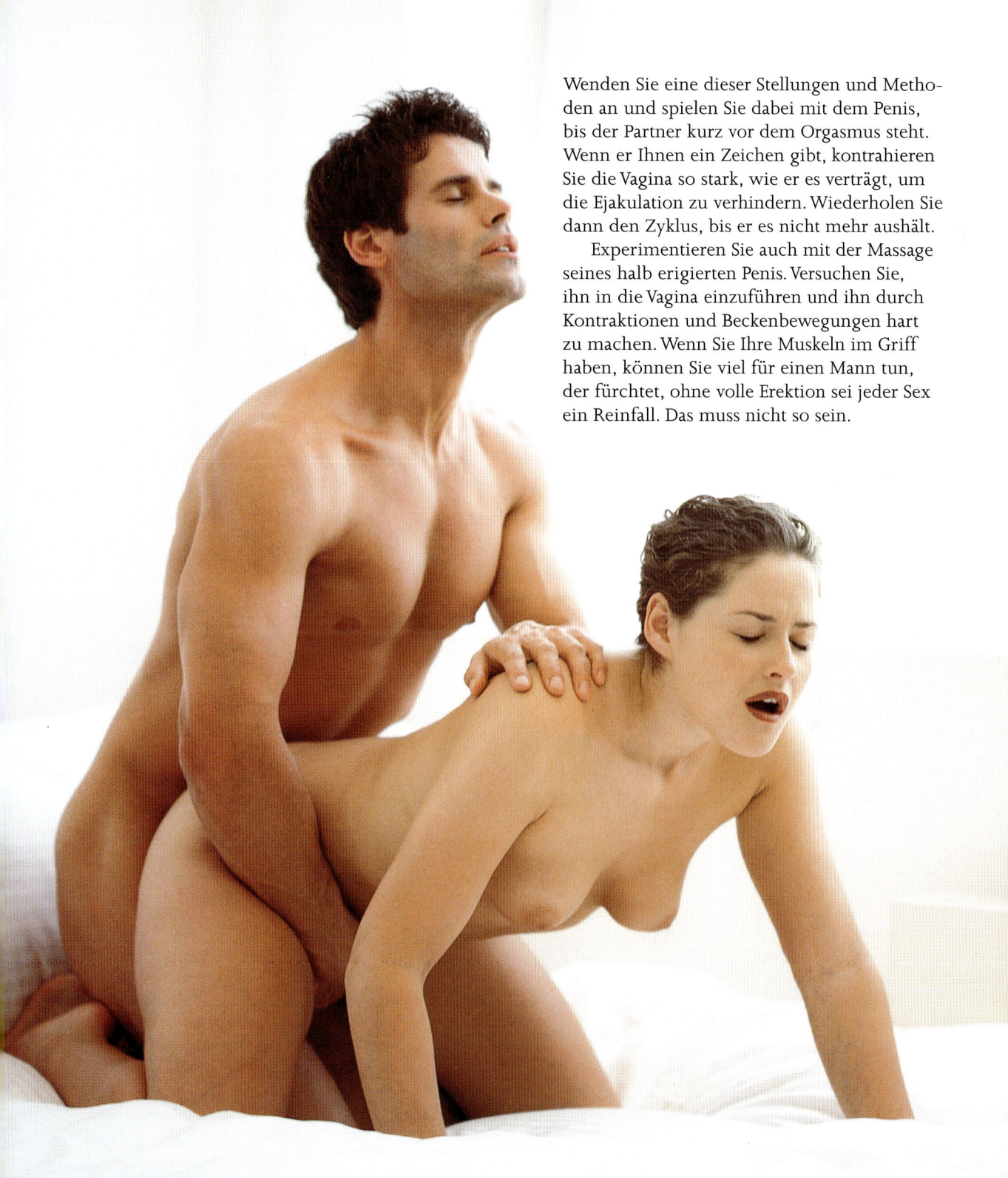

Wenden Sie eine dieser Stellungen und Methoden an und spielen Sie dabei mit dem Penis,
bis der Partner kurz vor dem Orgasmus steht.
Wenn er Ihnen ein Zeichen gibt, kontrahieren
Sie die Vagina so stark, wie er es verträgt, um
die Ejakulation zu verhindern. Wiederholen Sie
dann den Zyklus, bis er es nicht mehr aushält.

Experimentieren Sie auch mit der Massage
seines halb erigierten Penis. Versuchen Sie,
ihn in die Vagina einzuführen und ihn durch
Kontraktionen und Beckenbewegungen hart
zu machen. Wenn Sie Ihre Muskeln im Griff
haben, können Sie viel für einen Mann tun,
der fürchtet, ohne volle Erektion sei jeder Sex
ein Reinfall. Das muss nicht so sein.

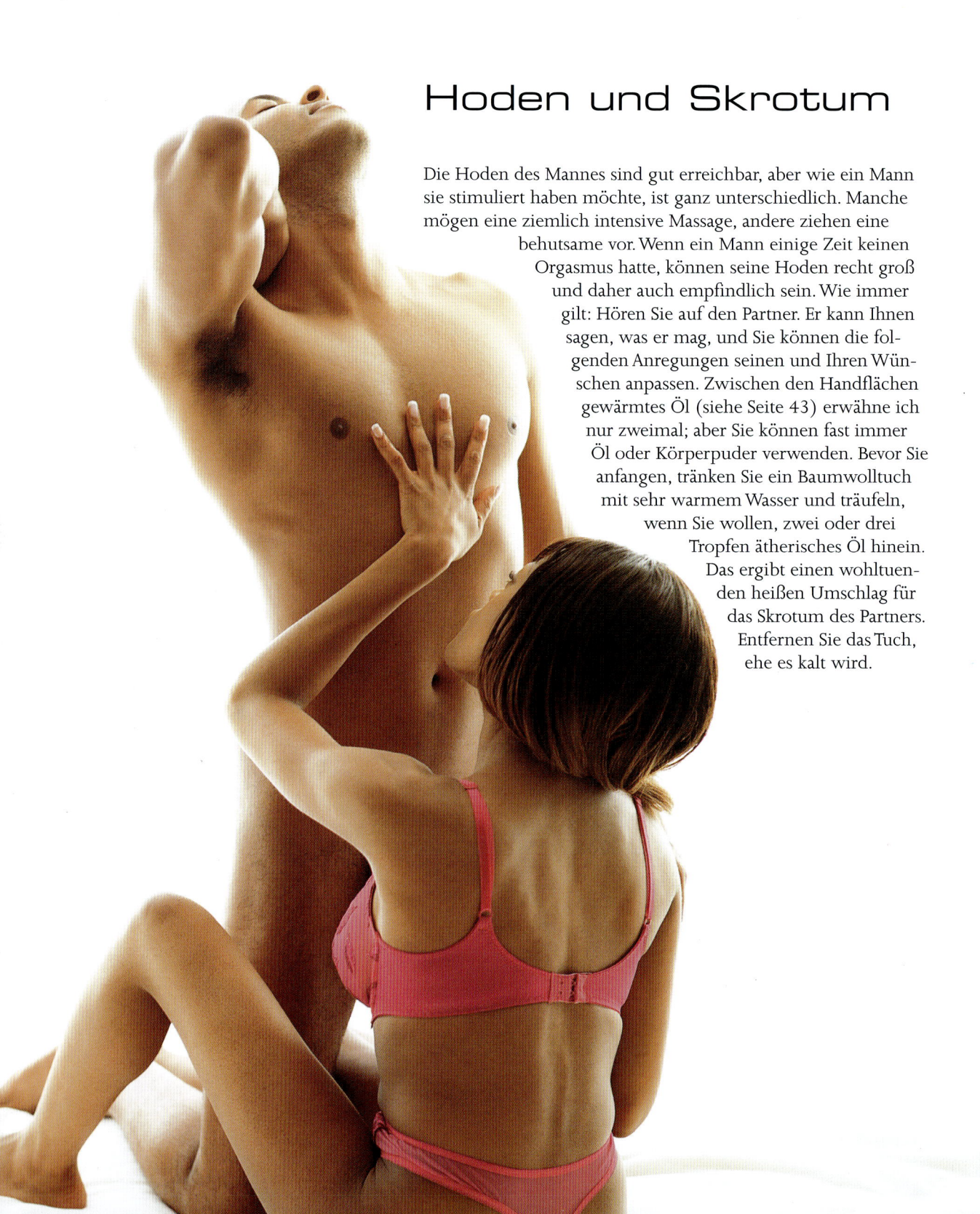

Hoden und Skrotum

Die Hoden des Mannes sind gut erreichbar, aber wie ein Mann sie stimuliert haben möchte, ist ganz unterschiedlich. Manche mögen eine ziemlich intensive Massage, andere ziehen eine behutsame vor. Wenn ein Mann einige Zeit keinen Orgasmus hatte, können seine Hoden recht groß und daher auch empfindlich sein. Wie immer gilt: Hören Sie auf den Partner. Er kann Ihnen sagen, was er mag, und Sie können die folgenden Anregungen seinen und Ihren Wünschen anpassen. Zwischen den Handflächen gewärmtes Öl (siehe Seite 43) erwähne ich nur zweimal; aber Sie können fast immer Öl oder Körperpuder verwenden. Bevor Sie anfangen, tränken Sie ein Baumwolltuch mit sehr warmem Wasser und träufeln, wenn Sie wollen, zwei oder drei Tropfen ätherisches Öl hinein. Das ergibt einen wohltuenden heißen Umschlag für das Skrotum des Partners. Entfernen Sie das Tuch, ehe es kalt wird.

Umfassen Sie sein Skrotum behutsam mit einer Hand und stimulieren Sie mit der freien Hand eine andere Stelle.

Befeuchten Sie die Haut des Skrotums mit Speichel und streichen Sie dann verführerisch mit Ihrem Haar darüber, wenn es lang genug ist.

Reiben Sie die Umgebung des Skrotums und die Oberseite der Oberschenkel mit Öl ein und massieren Sie kräftig. Ignorieren Sie seine Erregung, falls er eine bekommt.

Reiben Sie Öl in sein Skrotum ein und kratzen Sie die Haut ab und zu ein wenig, vor allem an der Unterseite.

Schieben Sie die Hoden in ihren kleinen Tunnels nach hinten und halten Sie sie dort fest, während Sie mit den Fingern der anderen Hand kräftig an der lockeren, leeren Haut des Skrotums ziehen.

Rollen Sie seine Hoden nacheinander zwischen den Fingerspitzen und dem Daumen einer Hand. Wiederholen Sie das mehrere Male und rollen Sie dann beide gleichzeitig. Drücken Sie jeden sanft zwischen Daumen und Fingerspitzen, bis er wegrutscht (siehe unten links). Fangen Sie ihn ein und wiederholen Sie diesen Schritt mehrere Male.

Drücken Sie verschiedene Teile jedes Hodens. Fragen Sie Ihren Partner, wo er es am meisten mag.

Packen Sie diese Stelle und erhöhen Sie den Druck allmählich, während er erregter wird, und verabreichen Sie ihm einen letzten, kräftigen Druck, wenn er ejakuliert.

Packen Sie die Basis seines Skrotums mit dem Zeigefinger und Daumen, sodass die Hoden oben eine angeschwollene, glänzende Kugel bilden. Massieren Sie sie und klopfen oder schnipsen Sie vielleicht darauf (siehe unten Mitte).

Heben Sie seinen Penis mit einer Hand an und schlagen Sie mit der anderen auf die Wurzel. Wenn das gut geht, steht der Partner auf und hebt den Penis hoch. Sie knien vor oder hinter ihm und klopfen mit der anderen Handfläche auf sein Skrotum. Je nachdem, wo Sie klopfen, verschafft ihm das ganz neue, köstliche Empfindungen.

Reiben Sie sein Skrotum mit einer wärmenden Massagecreme ein. Meiden Sie aber den Penis, denn diese Cremes können höllisch brennen.

Nehmen Sie beide Hoden in eine Hand und ziehen Sie das Skrotum kräftig nach unten (siehe unten rechts). Das geht am besten, wenn Ihr Partner steht. Sie können hinter oder vor ihm knien. Seien Sie vorsichtig, damit Sie ihn nicht verletzen. Ziehen Sie fest und stetig, nicht ruckartig. Vielleicht will er gleichzeitig masturbieren oder Sie bringen ihn mit der anderen Hand oder durch oralen Sex zum Orgasmus.

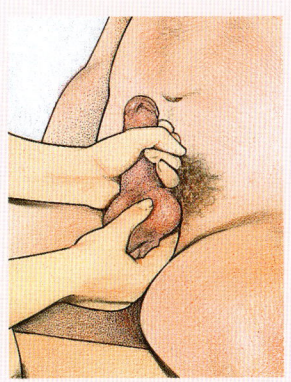 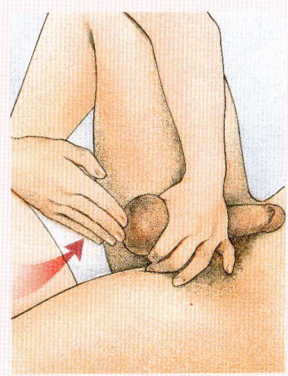 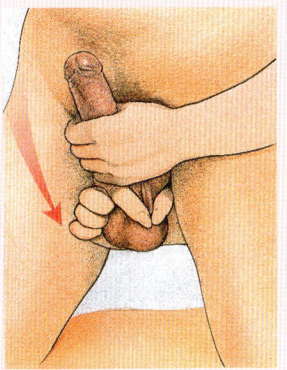

Massage in der Schwangerschaft

Massage wird in vielen Kulturen der Welt während der Schwangerschaft und der Entbindung angewandt, sehr wahrscheinlich deshalb, weil sie nicht nur den Körper, sondern auch den Geist stärkt. Und in der Schwangerschaft finden es viele Frauen hilfreich, den Körper und den Geist zu harmonisieren, während sie sich auf ihr Baby vorbereiten.

Paare fragen oft, ob es gefährlich ist, wenn Schwangere einen Orgasmus haben. Soviel ich weiß, lautet die Antwort: Nein. Man sagt, in den letzten vier Wochen könne ein Orgasmus Wehen auslösen; aber das geschieht sehr wahrscheinlich nur dann, wenn die Frau ohnehin so weit war.

Die beiden folgenden Schwangerschaftsmassagen können Sie gemeinsam ausprobieren. Und wenn Sie zusätzlich einige vertraute Massagetechniken anwenden, werden Sie überrascht sein, wie anders sie sich jetzt anfühlen. Natürlich müssen Sie behutsam sein. Fragen Sie die Partnerin, was ihr guttut, und lesen Sie den Abschnitt über Vorsichtsmaßnahmen auf Seite 141.

● Die Partnerin liegt oder – wenn ihr Bauch schon sehr groß ist – sitzt. Legen Sie die Hände zunächst an ihre Hüften und drücken Sie sanft auf die Hüftmuskeln. Lockern Sie dann den Druck, während Sie die Hände nach oben und innen gleiten lassen.

● Die Partnerin sitzt oder kniet auf dem Boden, beugt sich vor und legt die Stirn auf die verschränkten Arme, die auf einem Kissen auf einem Bett oder Stuhl liegen. Wenn das unbequem ist, sollte sie stehen. Sie muss den Kiefer entspannen und tief atmen, während Sie mit drei Fingerkuppen ihr Kreuz kräftig massieren, etwa 5 bis 10 cm von der Wirbelsäule entfernt. Erforschen Sie diesen Bereich mit kleinen, kreisförmigen Bewegungen, bis die Partnerin »Toll!« sagt. Manche Frauen kommen dabei dem Orgasmus nahe und bei vielen lassen die Schmerzen bei der Entbindung wie durch Magie nach.

Die Vorbereitung des Damms

Eine Entbindung muss nicht schmerzhaft sein. Wir im Westen erwarten zwar Schmerzen, aber das liegt im Wesentlichen daran, dass die Frauen liegen, anstatt zu gehen oder eine Hockstellung einzunehmen. Als ich in Amerika bei den Navajos arbeitete, erfuhr ich, dass sie für »Entbindung« zwei Wörter haben. Eines bedeutet »schmerzhafte Entbindung« und wird kaum benutzt!

Je besser die Frauen die Muskeln ihres Damms auf die Dehnung in den letzten Momenten der Entbindung vorbereiten, desto geringer ist die Gefahr, dass Muskelfasern reißen, und desto seltener wird ein Dammschnitt nötig. Aber die Dammmassage in der Schwangerschaft ist nicht nur aus diesen Gründen wichtig, sondern auch, weil sie eine Frau an starke Dehnungen gewöhnt. Eine Frau, die ihre Muskeln so trainiert hat, kann sich entspannen und die Entbindung sogar genießen. Viele Frauen hätten diese Massage gerne vor ihrem ersten Kind gekannt. Leider ist sie bei späteren Schwangerschaften von geringem Nutzen – aber sie macht dennoch Spaß.

Die folgende Massage verabreicht die Frau sich selbst. Beginnen Sie etwa sechs Wochen vor der Entbindung und massieren Sie sich mindestens viermal in der Woche jeweils einige Minuten lang. Sie brauchen saubere Hände und kurze Nägel. Wenn Sie raue Nägel haben, tragen Sie Nitril- oder Latexhandschuhe. Verwenden Sie ein wasserhaltiges Gleitmittel.

Wenn Sie vom Partner massiert werden wollen, kann er die »Massage für sie« (siehe Seite 110) Ihren und seinen Bedürfnissen anpassen. Die meisten Männer helfen sehr gern und viele werden dadurch erregt. Natürlich kann ein Geschlechtsakt die Folge sein.

Setzen Sie sich in einer Art Gebärstellung mit weit geöffneten Beinen hin oder gehen Sie in die Hocke. Machen Sie es sich bequem und entspannen Sie sich. Viele Frauen liegen verkrümmt da und wundern sich dann über schlechte Ergebnisse. Versuchen Sie, die Kiefermuskeln entspannt zu lassen. Frauen mit verspannten Kiefermuskeln haben meist auch verspannte Damm- und Beckenbodenmuskeln, besonders wenn sie mit den Zähnen knirschen. Atmen Sie tief und langsam und ziehen Sie die Luft bei jedem Atemzug bis in die Lungenspitzen (siehe Seite 86).

Befeuchten Sie Ihre Finger und den Scheideneingang und reiben Sie das Gleitmittel dann einige Minuten lang kräftig in die Haut des Dammbereichs ein.

Führen Sie beide Daumen so tief wie möglich in die Scheide ein (bis zum zweiten Gelenk) und streichen Sie mit einer U-förmigen Bewegung rhythmisch von 3 Uhr bis 9 Uhr und zurück. Drücken Sie dabei nach unten.

Rollen und drücken Sie das Dammgewebe mit den Daumen (noch in der Vagina) und Zeigefingern.

Haken Sie die Daumen in der Vagina fest und ziehen Sie das Gewebe nach vorne (wie der Babykopf es tun wird).

Drücken Sie stetig nach hinten zum Enddarm. Sie spüren ein Prickeln oder Stechen. Lassen Sie die Daumen dort, solange Sie können, und entspannen Sie die Beckenbodenmuskeln. Drücken Sie nicht nach vorne zur Harnröhre hin; das könnte die Schleimhaut reizen oder sogar eine Entzündung auslösen.

Vorsichtsmaßnahmen

● Abgesehen von der Kreuzmassage (links) sollten Sie andere Körperteile während der Schwangerschaft nur ganz sanft massieren. Meiden Sie geschwollene Venen, verzichten Sie auf eine Ganzkörpermassage, wenn die Partnerin hohen Blutdruck hat, **und massieren Sie nicht ihre Beine, wenn sie dort über Schmerzen klagt.**

● Manche Autoren empfehlen ätherische Öle, aber davon rate ich ab. Wir wissen nicht, ob sie wirklich unbedenklich sind, vor allem gegen Ende der Schwangerschaft, wenn die Fläche der Bauchhaut, die das Öl aufnimmt, größer ist. Verwenden Sie also normales Öl oder konsultieren Sie einen erfahrenen Aromatherapeuten.

Register

Bezugsquellen

In Sexshops und im Versandhandel sind viele verschiedene Sexspielzeuge und Artikel für die Massage erhältlich. Oft erhalten Sie dort auch nützliche Tipps. Für Schüchterne ist das Internet eine brauchbare Quelle. Ich empfehle es auch deshalb, weil Informationen sich heutzutage schnell ändern.

Danksagung des Autors

Ich danke meinen Patienten, von denen ich im Laufe der Jahre so viel gelernt habe.

Danksagung des Verlages

Wir bedanken uns bei The White Company, die uns Bettwäsche zur Verfügung stellte.